LES EAUX

DE

SAINT-SAUVEUR

PAR

LE DOCTEUR LECORCHÉ

INSPECTEUR ADJOINT

Ancien interne des hôpitaux de Paris
Membre de la Société d'hydrologie et de la Société médicale d'émulation
Chevalier de la Légion d'honneur

PARIS

ADRIEN DELAHAYE, LIBRAIRE ÉDITEUR

Place de l'École-de-Médecine

—

1865

LES EAUX

DE

SAINT-SAUVEUR

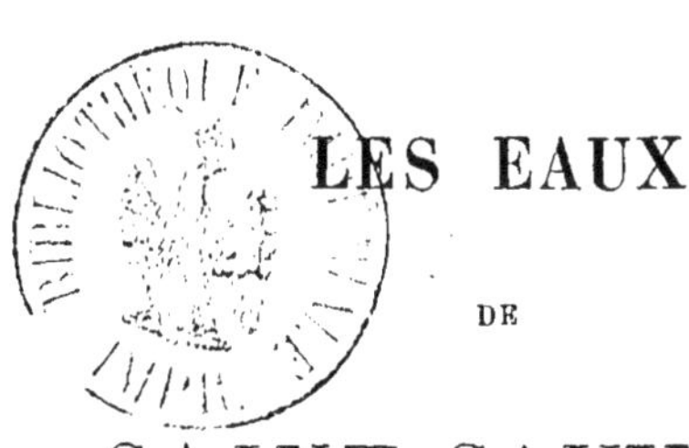

EVREUX. — IMPRIMERIE DE A. HÉRISSEY.

LES EAUX

DE

SAINT-SAUVEUR

PAR

LE DOCTEUR LECORCHÉ

INSPECTEUR ADJOINT

Ancien interne des hôpitaux de Paris
Membre de la Société d'hydrologie et de la Société médicale d'émulation
Chevalier de la Légion d'honneur

PARIS

ADRIEN DELAHAYE, LIBRAIRE ÉDITEUR
Place de l'École-de-Médecine

1865

Il existe déjà de nombreux travaux sur les
eaux de Saint-Sauveur ; mais ces travaux,
remarquables à certains égards, ne s'occupent
que des propriétés curatives de ces eaux. Or,
on le sait, l'usage des eaux, quel qu'il soit, ne
constitue qu'une partie de la médication thermale : c'est, il est vrai, la partie la plus importante, mais encore a-t-on besoin pour la
compléter de demander au régime d'utiles adju-
vants. J'ai pensé que, pour atteindre plus sûrement ce but, il était bon d'avoir tout d'abord
une connaissance complète du pays; qu'il était
en outre indispensable d'être édifié sur la nature de son climat, sur les ressources qu'il

possède, sur les distractions qu'on peut y trouver; sur l'importance, enfin, des établissements qu'on y rencontre; c'est pour ce faire que j'ai placé en tête de cet ouvrage quelques notions topographiques et géologiques, ainsi que les résultats climatologiques que m'ont fournis deux années d'observations. Ces données, tout insuffisantes qu'elles soient, m'ont permis, ainsi qu'on le verra, de formuler quelques indications utiles au bien-être du malade et propres à favoriser l'action des eaux.

Il m'eût, du reste, été difficile de ne pas appeler l'attention sur les splendeurs de la vallée de Saint-Sauveur, qui, je le crois, est sans égale dans les Pyrénées; sur les modifications qu'elle a subies dans ces dernières années, et qui, loin de l'amoindrir, en ont encore rehaussé la beauté; sur les ressources nombreuses que présente actuellement ce petit pays, grâce aux améliorations multiples qu'a nécessitées le nombre toujours croissant des baigneurs; grâce aussi à la proximité de la charmante ville de Luz, qui, distante de 2 à 3 kilomètres, offre tous les avantages d'une ville de 3 à 4,000 habitants.

Si la partie médicale ne forme que la moitié de cette publication, c'est que je ne voulais qu'esquisser à grands traits les maladies qui relèvent de ces eaux. On y verra toutefois que c'est contre des affections locales dénuées de caractère spécifique, siégeant vers certains organes, et surtout contre ce groupe d'affections qu'on désigne généralement sous le nom d'affections herpétiques, qu'elles m'ont paru d'une efficacité réelle. Je me réserve de signaler plus tard, d'une manière plus spéciale et plus explicite, les affections locales ou diathésiques qui se sont le plus rapidement amendées et le plus sûrement guéries par les eaux de Saint-Sauveur. Peut-être alors aussi pourrai-je traiter plus longuement quelques questions que je ne fais qu'effleurer aujourd'hui. Je veux parler de la spécificité des eaux et de la valeur de l'électricité qu'y déterminent les réactions chimiques des substances minérales qu'elles contiennent.

Paris, 25 janvier 1865.

CHAPITRE Ier

HISTORIQUE. — Origine de Saint-Sauveur. — Saint-Sauveur avant Bézégua. — Nomination de Casaux au poste de premier baigneur. — Nomination de Normande au poste de conseiller médecin ordinaire de Sa Majesté et d'intendant des eaux minérales et médicinales de Saint-Sauveur.

Il est d'usage, lorsqu'on s'occupe d'une eau minérale, d'en rechercher l'origine, de voir s'il n'existe pas dans les environs les vestiges d'une civilisation qui permette d'en faire remonter la découverte aux temps d'un autre âge. Il semble qu'on en augmente ainsi la valeur. Je ne me donnerai point le ridicule d'entreprendre pour les eaux de Saint-Sauveur des recherches analogues, recherches qui, je le sais de reste, seraient tout à fait inutiles et n'ajouteraient rien à leur vertu. Je ne puis m'empêcher, toutefois, de mettre sous les yeux du lecteur quelques documents curieux à tous égards, et qui établissent d'une manière très-nette que dès le xviie siècle cette source devait jouir d'une réputation déjà parfaitement établie. Ces documents permettent en outre de suivre les phases successives et rapides de son accroissement; ils ont de plus le mérite de

donner une excellente idée du mécanisme adminis-
tratif qui a, depuis Henri IV jusque dans ces derniers
temps, réglé le service des eaux minérales en France.

C'est en compulsant les archives propres à la vallée
que j'ai pu réunir ces documents; ils y sont souvent
mélangés à des pièces relatives à des intérêts d'un
autre ordre, et ceux même qui n'ont trait qu'aux sources
minérales ne s'occupent qu'accidentellement des eaux
de Saint-Sauveur. Dans le principe, toute l'attention
était dirigée vers les eaux de Barèges dont ils établissent
parfaitement l'ancienneté : c'est de Barèges, qui à cette
époque réunissait déjà au moment de la saison les
personnages les plus importants, que sont datés le plus
souvent les mandements et ordonnances concernant
les mesures à prendre pour la gestion des eaux. C'est
du reste à Barèges que résidait le commandant envoyé
par le gouvernement et chargé, pendant la saison des
eaux, de la surveillance de ce pays.

Sans m'arrêter à quelques documents d'une importance secondaire et qui ne font que signaler vaguement
l'existence de Saint-Sauveur, car mon intention n'est
pas de les signaler tous, j'arrive à ceux de l'année 1717
et j'y trouve une pièce portant ce millésime, laquelle
indique clairement qu'à cette époque il existait à Saint-
Sauveur les bases d'un établissement dont se préoccu-
pait déjà l'administration. Voici, du reste, quelle est la
teneur de cette pièce, que sa brièveté me permet de
citer :

« Le 10ᵉ d'août 1717, MM. Danseau et Daste, ingé-
nieurs et fontainiers envoyés par ordre du roy pour

faire des réparations aux bains de l'abat sus (Barèges), furent vérifier l'eau du bain de Saint-Sauveur sur le doubte qu'on avait qu'il n'y eût mélange d'eau froide, et ayant examiné l'eau minérale et la dureté du mastic depuis le pied du rocher, près le bain, lesdits fontainiers dirent que l'eau était pure et qu'il ne convenait d'y faire aucune réparation. »

Ce qui prouve qu'à cette époque les eaux de Saint-Sauveur jouissaient déjà d'une certaine vogue, c'est qu'on trouve consignée dans les archives la visite qu'y fit en 1722 un évêque de Tarbes, Mgr de Lary ; il y est dit, en effet, que « Mgr de Lary, évêque de Tarbes, étant venu prendre les eaux à Saint-Sauveur, fit la visite des églises de la vallée et donna la confirmation en l'église de Luz. La vallée lui ayant offert l'honoraire ordinaire en pareil cas, il le refusa et accepta un petit présent dont la vallée lui fit hommage. »

C'est donc à tort, on le voit, que la plupart des auteurs font remonter à Bézégua la découverte des eaux de Saint-Sauveur ; on les connaissait avant lui. Il n'eut qu'un mérite, ce fut d'attirer sur elles l'attention du monde et des corps savants, et de leur trouver certaine vertu curative que l'on ignorait encore, puisque jusque là on ne les employait guère que contre les douleurs rhumatismales. Mais, tout en établissant que les eaux de Saint-Sauveur attiraient déjà grand monde avant l'arrivée de Bézégua, on ne peut s'empêcher de reconnaître que c'est depuis lui qu'elles ont commencé à jouir d'une réputation qui, dès lors, n'a fait que s'accroître. C'est à Bézégua qu'appartient la gloire de leur avoir donné en partie le cachet scientifique qu'elles possèdent. Le tribut de reconnaissance qu'il crut devoir payer aux eaux de cette source, qui l'avaient guéri, lui fit faire des démarches qui décidèrent l'Académie royale de médecine à nommer une commission spéciale, chargée d'étudier la propriété de ces eaux. Après une enquête minutieuse, des analyses nombreuses, cette commission, composée des hommes les plus recommandables, crut pouvoir poser des conclusions confirmatives des travaux de Bézégua. C'est à partir de cette époque, c'est-à-dire vers 1750, que Saint-Sauveur passa définitivement au rang de source de l'État. Toutefois, ce n'est qu'en 1768 que paraît avoir été nommé le premier médecin ou plutôt le premier baigneur des eaux de Saint-Sauveur, car je doute fort qu'il ait été médecin. Cette nomination, signée par le surintendant général des eaux, bains, fontaines minérales et médicinales du royaume, est datée de Versailles. Voici quels en sont les termes :

« Jean Senac, conseiller ordinaire du roy en ses conseils d'État et privé, premier médecin de Sa Majesté, surintendant général des eaux, bains, fontaines minérales et médicinales du royaume, ayant plu au Roy Henri IV par ses édits et lettres patentes de donner pouvoir à son premier médecin et à ses successeurs en ladite charge de luy nommer et présenter des intendants de capacité requise dans tous les lieux du royaume où il se trouve des sources, bains, fontaines médicinales, d'y établir des directeurs, inspecteurs, concierges, gardes-fontaines, baigneurs et baigneuses

et tous autres officiers de capacité suffisante, tant pour
la conservation et entretien des fontaines que pour la
distribution fidèle de leurs eaux, et de commettre aussi
des personnes de probité et capacité pour faire le transport, la vente et le débit des eaux où besoin serait,
lequel pouvoir aurait été confirmé par les lettres patentes de S. M. Louis XIV, de glorieuse mémoire, en date
du 19 août 1709, registrées en parlement le 4 septembre
de la même année, ensemble par les lettres patentes
de Sa Majesté heureusement régnante, accordées à
feu M. Chicoyneau, notre prédécesseur, et à nous par
autres lettres patentes du 15 avril 1752 ; nous, en vertu
dudit pouvoir qu'y confirme l'union de la surinten-
dance générale desdites eaux à notre charge de premier médecin et étant informé de l'efficacité de celles
de Saint-Sauveur, près de Luz en Barèges, au diocèse
de Tarbes, et combien il serait avantageux au public
de trouver sur les lieux une personne utile à ceux qui
s'y rendent pour faire usage de ces eaux ; à ces causes,
sur les bons et louables rapports qu'il nous a été fait
du sieur André Casaux, de ses sens, bonne conduite,
vie, mœurs, probité, religion catholique, apostolique et
romaine, l'avons nommé et nommons pour faire, à
l'exclusion de tous autres, dans ledit lieu de Saint-
Sauveur, près de Luz, l'office de baigneur et donner
ses soins à ceux qui y iront faire usage desdites eaux
minérales, voulant qu'il remplisse le devoir de cette
place avec toute l'exactitude et la fidélité convenable.
Sera tenu ledit sieur Casaux de faire enregistrer où besoin sera, notamment au greffe du lieu, ces présentes
que nous avons signées, fait contresigner par notre

secrétaire ordinaire qui a apposé le sceau de nos armes.

« Donné à Versailles, le roy y étant, le 20 juillet 1768. »

L'importance que prit rapidement Saint-Sauveur fit bientôt sentir la nécessité d'y construire un véritable établissement, ainsi que l'atteste l'ordonnance suivante, datée de la municipalité d'Auch :

« Extrait de l'ordonnance de M. l'intendant, concernant les bains de Saint-Sauveur, 12 avril 1778.

« Gabriel-Jean duc de la Boullaye, intendant en la généralité d'Auch, vues les représentations qui nous ont été faites de la nécessité de réparer et augmenter les bâtiments de Saint-Sauveur pour les rendre plus commodes et plus utiles aux personnes qui afoulent dans ce lieu pour y prendre des bains, ordonnons :

« 1° D'augmenter le terrain au coin duquel ces bains sont placés ;

« 2° De faire une chapelle plus grande et plus commode que l'actuelle qui est humide et malsaine ;

« 3° De pratiquer un logement pour les invalides chargés, pendant la saison, de la police du lieu ;

« 4° Enfin de faire plusieurs autres augmentations et réparations comprises dans l'instruction du fermier.

« A cet effet, nous, intendant, avons commis et commettons ledit sieur Moisset, sous-ingénieur des ponts et chaussées au département de Tarbes, pour donner les plan, coupes, élévations, devis et détails estimatifs des ouvrages dont il s'agit. Enjoignons aux habitants des vallées dont Saint-Sauveur dépend et aux consuls de prêter au sieur Moisset tous les secours dont il pourra avoir besoin pour son travail, et attendu qu'il est instant de pourvoir aux fonds nécessaires pour l'exécution des ouvrages dont l'adjudication se fera incessamment, ordonnons auxdits consuls de mettre en réserve les sommes provenant de la ferme de Saint-Sauveur, sans aucune distraction, pour être ensuite employées par mon ordre au payement de l'adjudication.

« Fait à Auch, 12 août 1778. »

L'établissement fait, on dut songer à nommer comme intendant un homme capable de soigner les malades qui venaient réclamer les bénéfices de ces eaux, à en confier enfin la surveillance à un médecin.

C'est pour remplir cette indication que fut, en 1784, chargé de cette mission le docteur Normande, médecin de Lourdes. La lecture de la pièce où se trouve consigné le choix du surintendant général des eaux est bien digne d'intérêt ; elle fait voir les avantages qui étaient attachés à cette charge et la considération dont était entouré le titulaire.

« Aujourd'huy 7 août 1784, le roy étant à Versailles, le sieur Normande, docteur en médecine à Lourdes en Bigorre, a très-humblement exposé à Sa Majesté que le sieur Lassone, un des conseillers d'État, son premier médecin et surintendant des eaux, bains, fontaines minérales et médicinales du royaume, l'aurait nommé par ses titres du 2 août de la présente année pour, sauf le bon plaisir de Sa Majesté, remplir la place d'intendant des eaux de Saint-Sauveur; qu'il suppliait en conséquence Sa Majesté de lui accorder un brevet confirmatif de ladite nomination, à quoi ayant égard, vues lesdites lettres du sieur Lassone dudit jour 2 août de la présente année, Sa Majesté a agréé et confirmé la nomination faite par ledit sieur Lassone dudit sieur Normande, pour être pourvu de l'état d'office de conseiller médecin ordinaire de Sa Majesté, intendant des eaux minérales et médicinales de Saint-Sauveur, pour lui jouir par le dit sieur Normande aux honneurs, priviléges, prérogatives, droits, fruits et profits tels ou semblables dont jouissent ou doivent jouir les autres intendants des eaux minérales du royaume, à la charge par ledit sieur Normande de se renfermer strictement dans les termes des lettres dudit sieur Lassone dudit jour 2 août de la présente année. Mande et ordonne Sa Majesté aux commandants et intendants de la province de faire jouir ledit sieur Normande paisiblement et pleinement, obéir et entendre de tous ceux ainsi qu'il appartiendra et choses concernant le bien public et l'exercice dudit office, et ce, tant en vertu du présent brevet que pour assurance de sa volonté. Sa Majesté a signé de sa main, fait contresigner par moy, conseiller d'État de ses commandements et finances, baron de Breteuil. »

Ne voulant pas faire double emploi, je ne relaterai point les lettres patentes accordées au sieur Normande, attendu que la teneur en est à peu près la même que celle des lettres patentes accordées à Casaux et que j'ai rapportées plus haut.

Depuis cette époque, les eaux de Saint-Sauveur n'ont offert à signaler aucune particularité; elles ont partagé le sort de toutes les eaux minérales de France reconnues par l'État. Comme elles, et plus que certaines d'entre elles, à diverses époques elles ont brillé d'un vif éclat, grâce aux fréquentes visites qu'y firent les personnes les plus haut placées. Mais, pour juger de la prospérité d'une source, il faut toujours faire la part de l'engouement que détermine la venue de personnages semblables. Car, si la réputation d'une source n'a pas de bases plus sérieuses, le vide ne tarde point à se faire dans les stations thermales qui la possèdent, rien n'étant plus fragile que cet engouement. C'est ce qui n'est pas arrivé pour Saint-Sauveur, puisque, abstraction faite de l'affluence plus considérable que détermina passagèrement la visite de telle ou telle tête couronnée, la moyenne du nombre des baigneurs a toujours été croissant.

Il suffit pour s'en convaincre de se reporter à la fin du siècle dernier; on y verra que, par adjudication en date du 22 février 1768, Pujot affermait pour la modeste somme de 151 livres, qu'il s'engageait à payer annuellement entre les mains du trésorier de la vallée, les bains de Saint-Sauveur, dont le fermage en 1848 s'élevait à la somme de 12,000 fr., somme assurément bien inférieure à celle que peut fournir la gestion bien entendue de cette source. Un autre signe certain de la prospérité croissante de cette source, c'est le développement insuffisant, vu le nombre des baigneurs, que le village a pris depuis quelques années. Du temps de

Bézégua il n'y avait à Saint-Sauveur que quelques huttes, abris incomplets et ne pouvant servir de logement aux baigneurs qu'attirait la vertu des eaux de cette source; on était alors obligé de se loger à Luz et de venir prendre son bain à Saint-Sauveur. C'est ce que fit Bézégua lui-même.

Il se passa bien des années avant qu'on pût comprendre la nécessité de construire quelques maisons, puisqu'en 1808 Saint-Sauveur n'en comptait encore que huit, assez spacieuses toutefois pour pouvoir contenir, au dire de Fabas, trois cents malades. C'était un pas de fait, pas immense, car les résultats pécuniaires fournis par ces constructions encouragèrent les habitants à en augmenter le nombre, qui s'élève aujourd'hui au chiffre d'environ trente-deux, capables de recevoir en même temps une population de six à sept cents visiteurs. Ces faits parlent assez haut, ce me semble, pour prouver que Saint-Sauveur est en voie de progression. Tout porte même à croire que si l'on n'avait point ici pour bâtir à triompher de la nature même du sol, les maisons nouvelles s'éleveraient plus vite encore; car on commence à s'apercevoir que le nombre des logements devient insuffisant. Heureusement que la ville de Luz, qui est à la porte de Saint-Sauveur, permet de suppléer à cette insuffisance.

CHAPITRE II

GÉOLOGIE. — Aperçu général de la chaîne des Pyrénées; son mode de formation. — Disposition des terrains qui constituent les assises de Saint-Sauveur ; leur âge ; leur composition. — Minéraux et fossiles qu'ils contiennent et qui les distinguent des terrains voisins (vallées de Barèges, de Cauterets, de Gèdre, de Gavarnie, d'Héas). — Situation géologique des sources sulfurées. — Thermalité de ces eaux. — Minéralisation. — Matière organique. — Tremblements de terre.

La vaste chaîne des Pyrénées, qui sépare l'Espagne de la France, n'a pas été formée tout d'une pièce. Ce n'est qu'à de longs intervalles que des soulèvements successifs lui donnèrent la configuration qu'elle présente actuellement. On n'en compte pas moins de quatre. L'un d'eux, le plus ancien, qui ne se fit guère sentir qu'à la pointe orientale de cette chaîne, se manifesta vers la fin de la période qu'on désigne en géologie sous le nom de période de transition, et pendant laquelle se formèrent ou plutôt se déposèrent les terrains marins qui portent le nom de terrains cumbrien, silurien, devonien.

Le deuxième et le troisième soulèvements eurent évidemment lieu dans la période suivante, dite secondaire ; le deuxième après le dépôt du terrain trias, le troisième après la formation du terrain jurassique. Ils eurent encore pour siége de leur manifestation la partie orientale de cette chaîne dont ils augmentèrent la masse, mais surtout la partie occidentale, qui n'existait point encore et qu'ils indiquèrent nettement. Le dernier de ces soulèvements, le troisième, obstrua le vaste hiatus qui, placé entre les portions orientale et occidentale des Pyrénées, permettait à l'eau de passer de la mer Méditerranée à l'Océan.

Il n'y eut plus alors qu'une mer sous-pyrénéenne baignant au nord et au sud le pied de ces montagnes. Cet état persista pendant toute la période crétacée et ne cessa qu'à l'apparition du quatrième soulèvement. Ce soulèvement, qui survint évidemment après la période secondaire, au commencement de la période tertiaire, et qui fut caractérisé par l'apparition du Marboré et du mont Perdu, eut pour résultat de donner à la chaîne des Pyrénées son aspect actuel et de fixer à la Méditerranée et à l'Océan des limites qu'ils conservent encore maintenant. La connaissance de l'époque à laquelle apparurent ces différentes parties, qui, réunies, constituent la chaîne des Pyrénées, suffit d'une part pour faire voir qu'elles ne peuvent présenter d'homogénéité ; d'autre part, l'apparition tardive du dernier soulèvement doit faire supposer que, vue dans son ensemble, la chaîne des Pyrénées contient à peu près toutes les couches de terrain dont la réunion avec les différents fossiles qu'elles renferment compose la croûte terrestre. Il en est très peu, en effet, qui n'y aient pas leurs représentants ; il n'y a guère que le terrain houiller dont la présence dans les couches pyrénéennes proprement dites ne soit que faiblement indiquée.

La direction des trois premiers soulèvements est la même et va de l'est à l'ouest ; celle du dernier, par une anomalie géologique des plus remarquables, est perpendiculaire à la première, qui est celle de l'axe de la chaîne.

Je ne veux pas entrer ici dans des détails géologiques par trop étendus, et si je touche à cette science si intéressante, c'est pour indiquer l'âge des terrains qui avoisinent Saint-Sauveur et sur lesquels est bâti ce pays. Qu'il me suffise donc de dire que chacun de ces soulèvements, dû à un travail intérieur et constitué par la propulsion à l'extérieur de masses granitiques, a eu pour résultat le redressement des couches de terrains déjà déposées à la surface de la terre. Ces masses granitiques, qui constituent pour ainsi dire la charpente des Pyrénées, sont donc recouvertes à une hauteur plus ou moins considérable, et quelquefois complétement, par les couches de terrains qui existaient avant leur apparition. Dans certains points, en effet, les strates de terrains préexistant ont été complétement rompus ; la cime des monts est alors constituée par la masse granitique elle-même : telles sont celles de Néouvielle et du Vignemale. Ce n'est qu'à une certaine distance de ces sommets et sur les parties latérales qu'on rencontre les couches de terrains qu'a soulevées et perforées la masse granitique.

Toutefois, on doit reconnaître que les masses granitiques ne forment que des saillies peu prononcées et
qu'il n'existe pas dans les Pyrénées de montagnes
granitiques proprement dites.

Il est d'autres montagnes du même âge qui sont
complétement recouvertes par les terrains préexistant
à leur formation ; ce qui tient à ce que l'impulsion qui
poussait la masse granitique de dedans en dehors était
trop faible pour faire sentir avec la même intensité son
action sur tous les points du soulèvement.

A une époque moins reculée, cette impuissance de
la masse granitique à se faire jour au dehors est encore
plus marquée : elle se contente de soulever les couches de terrains sans en déterminer la rupture ; ce
qui tient probablement à la résistance plus grande que
ces couches plus épaisses offraient à son action.
C'est ce qu'on observe pour les montagnes dues au
deuxième, au troisième, et surtout au quatrième soulèvement. C'est à l'un de ces soulèvements, au premier,
à celui qui survint à la fin de la période de transition,
qu'est due la formation des assises sur lesquelles se
trouve Saint-Sauveur, et celle des montagnes qui,
telles que le Bergons, le Laze, environnent ce petit
pays.

Toutes ces montagnes sont formées par des calcaires
de transition qui ont subi l'influence métamorphique
des poussées granitiques et qui se présentent sous la
forme de marbres et de schistes argileux. Aux environs
de Saint-Sauveur, ces schistes contiennent peu de talc ;

ce qui, selon quelques auteurs, expliquerait la rareté
relativement grande du goître à Saint-Sauveur.

Les marbres sont d'une teinte habituellement uniforme et de couleur grisâtre, veinée de bleu. On les
utilise dans le pays comme matériaux de construction.
C'est avec ces marbres qu'on a fait les colonnes qui
soutiennent l'établissement, les têtes du pont Napoléon,
la colonne impériale; mais la dureté qu'ils présentent
à la taille, l'aspect assez monotone de leur coupe, et
par-dessus tout la difficulté qu'entraîne leur extraction,
font qu'ils ne sont point exploités en grand dans les
environs de Saint-Sauveur. Le gisement du marbre est
en effet plus profondément placé que celui du calcaire
schisteux qu'on emploie plus communément.

Les schistes argileux et siliceux sont à Saint-Sauveur
très-superficiellement placés. C'est sur ces schistes que
reposent les constructions et les routes du pays; ce
sont eux également qui supportent la terre végétale, qui
ne les recouvre pas toujours complétement. Çà et là,
en effet, apparaissent des rochers schisteux dont la
teinte différente varie du gris rougeâtre au bleu ardoisé,
comme celle de tous les terrains schisteux possibles.

Le calcaire schisteux de Saint-Sauveur présente un
lamellé parfois bien nettement établi. C'est à cette
disposition, et par suite à la désagrégation facile des
roches qu'il constitue, que sont dus ces éboulements
fréquents qui surviennent à la fonte des neiges, ou pendant l'hiver, lorsque l'eau, qui peu à peu s'est infiltrée
entre les lamelles, vient, en se dilatant sous l'influence
de la gelée, à en déterminer l'écartement.

Ces schistes, qui le plus souvent ne sont que grossièrement lamellés, peuvent toutefois, dans certains cas, subir les manipulations que réclame la préparation de l'ardoise, et fournir, sous cette forme, non-seulement aux besoins des localités voisines, mais encore à l'exportation.

La couche de terre végétale qui recouvre ce terrain est le plus souvent si minime qu'elle suffit à peine à la culture des céréales, qu'on ne rencontre guère, ainsi que le maïs, le sarrasin, que dans les vallées où la fonte des neiges entraîne, chaque année, des collines voisines une quantité variable de terre meuble, qui vient grossir la quantité qui s'y était accumulée les années précédentes.

Ce terrain schisteux, comme tous les calcaires, se laisse difficilement pénétrer par les eaux qui tombent à sa surface. Aussi a-t-il l'avantage de faire bénéficier le terrain qui le recouvre des eaux qu'y amène l'irrigation, si facile en ce pays, et du reste si bien comprise par les habitants.

Ces terrains de calcaires métamorphiques (marbres ou schistes) ne présentent, au point de vue de l'histoire naturelle, qu'un assez médiocre intérêt ; les fossiles y sont rares ; ceux qu'on y rencontre le plus souvent sont des térébratules, des madréporites, etc.... Il n'en est pas de même des minéraux, qui ont dans ces terrains un grand nombre de représentants.

Ils y sont le plus souvent à l'état de sels. On y rencontre toutefois en abondance le quartz, qui n'est autre que de la silice, et qui s'y présente sous la forme de

quartz hyalin (cristal de roche), le quartz compacte ou
quartzite coloré, le quartz silex. Le quartz constitue
par excellence la roche éruptive des terrains de transition.

Les sels sont assez variés et parfois très-répandus,
comme le fer carbonaté, le sulfure de plomb, qui est
gris métallique, brillant, tantôt à l'état de pureté, tantôt
argentifère, d'autres fois uni avec le zinc sulfuré ou
même avec le carbonate de fer.

Il en est de plus rares, tels sont la pyrite arsenicale,
le nickel arsenical et le cobalt arsenical. D'autres, plus
communs, tantôt sont isolés, sous forme de cristaux,
tantôt entrent dans la composition des roches com-
plexes, telles que le granit, le feldspath ou pétrosilex,
qui est un silicate alumineux alcalin, cristallisant et
souvent associé à l'amiante ; le talc ou silicate non
alumineux, qu'accompagnent souvent la stéatite et la
serpentine, le mica ou silicofluate ; l'amiante enfin,
composée de cristaux très-fins de pyroxine ou silicate
de fer, et remarquable par son aspect soyeux et ses
propriétés fibreuses.

Outre ces calcaires et leurs minéraux, qui forment les
assises de Saint-Sauveur et des environs, on rencontre
encore, dans cette station, des débris de roches qui
bien évidemment sont étrangères au pays. Ces débris,
qui appartiennent aux terrains primitifs, affectent des
formes différentes, en rapport avec leur origine. Les
uns sont angulaires ; détachés lors de la fonte des neiges,
ils ont été peu à peu entraînés loin de la montagne où
ils étaient fixés ; d'autres ont les bords arrondis et affec-

tent en grand la forme des galets. Ces derniers portent le nom de moraines. Rejetés par les glaciers après avoir subi l'influence de leur mouvement incessant, ils ont été peu à peu amenés par l'eau qui s'en écoule à la place qu'ils occupent actuellement. C'est en effet dans le lit des torrents qu'on les rencontre; le Gave en est rempli, à une distance très-grande, en aval de Saint-Sauveur. Ces débris de roche sont, la plupart, de nature granitique. Ils laissent voir, à la cassure, des paillettes nombreuses de mica noirâtre et de feldspath. Pour bien comprendre ce mélange de calcaires et de roches primitives, il suffit de se rappeler que les chaînes diverses dont la réunion forme les Pyrénées n'ont pas toutes le même âge, et que les monts Vignemale, Ardiden et Obiste, qui précisément dominent la vallée de Saint-Sauveur, sont en grande partie composés de masses granitiques.

Quelques-unes des localités voisines, telles que Barèges et Cauterets, n'offrent au géologue qu'un intérêt secondaire. Les terrains de ces localités sont du même âge que ceux de la vallée de Saint-Sauveur; ce sont des terrains de transition, qui présentent toutefois quelques particularités dans leur nature intime; ils sont moins schisteux, les marbres y sont plus nombreux; ils renferment, en outre, certaines substances qu'on y trouve plus souvent que dans ceux de Saint-Sauveur. C'est ainsi que le quartz hyalin se rencontre avec assez d'abondance aux environs de Barèges. Ils renferment, à peu près, tous les minéraux que j'ai cités plus haut, à l'exception toutefois des sels de nickel, de cobalt et d'arsenic, qu'il est plus difficile d'y rencontrer. Mais l'amiante y est plus abondante ; il en est de même des grenats. Les fossiles y sont aussi rares ; on n'en n'a pas signalé qui leur appartiennent en propre. Ces remarques peuvent s'appliquer aux terrains des environs de Cauterets et de la vallée qui va de Pierrefitte à cette station thermale. Ils ne se distinguent des précédents, et de ceux de Saint-Sauveur en particulier, que par la présence de quelques minéraux qu'on y rencontre plus fréquemment. Comme à Saint-Sauveur, on a signalé au col de Riou la présence de la pyrite arsenicale. La pénurie des fossiles est la même dans ces terrains que dans ceux de Saint-Sauveur.

Si, au lieu d'explorer les environs de Barèges et de Cauterets, le géologue dirige ses pas du côté de Gavarnie, de Héas, la scène change ; son attention est continuellement tendue, la diversité des terrains, les trouvailles qu'il y fait ne peuvent manquer de le récompenser amplement des fatigues que nécessitent ses recherches.

Jusqu'à Gavarnie les terrains qu'il parcourt ressemblent beaucoup à ceux de Saint-Sauveur. Ce sont des terrains de transition, que percent çà et là quelques saillies granitiques.

C'est près de Gèdre que, pour la première fois, on a signalé l'existence d'un silicate alumineux hydraté qui se présente en masses cristallines à texture radiée, auquel on a donné le nom de gédrite. On y voit aussi des roches porphyroïdes, des grenats de couleur variée ; mais ce qu'on trouve en abondance, ce sont des sulfures

de plomb, des pyrites de cuivre blanchâtres, passant facilement à l'état de sulfates. Les fossiles qui s'y montrent
sont les mêmes que ceux qu'on rencontre dans les
vallées de Saint-Sauveur, de Barèges, de Cauterets.

Vers le village de Gavarnie, le terrain se modifie sensiblement pour changer complétement de nature au
voisinage du cirque, dont la composition, ainsi que
celle des monts Perdu et du Marboré qui le dominent,
est due toute entière, ainsi que je l'ai déjà dit, à la
période crétacée. Ces terrains, assez pauvres en roches
ignées, présentent de nombreuses traces d'animaux fossiles. Ce sont des térébratules, des nautiles, des ammonites, des huîtres, etc., etc. Si, au lieu de diriger ses
pas vers Gavarnie, on quitte à Gèdres la route qui y conduit pour prendre celle de Héas qui mène au cirque
de Troumousse, au terrain de transition on voit suc-
céder peu à peu des couches de terrain jurassique
qu'on reconnaît aux fossiles qu'il contient. Ceux qui
s'offrent le plus habituellement aux recherches des
géologues sont des bélemnites et des ammonites. Les
minéraux, plus rares que dans les terrains de transition, y sont toutefois plus variés que dans les terrains
crétacés. On y trouve des macles ou silicates alumineux, la baryte sulfatée à l'état lamellaire qui forme
la gangue d'un sulfure de plomb, le cobalt arsenical
couleur fleurs de pêcher.

C'est dans les terrains qui forment le cirque de Troumousse qu'on a signalé un des rares gîsements houillers
que renferment les Pyrénées. Le charbon y est à l'état
de graphite.

Ne voulant point trop m'étendre sur la géologie de
ce pays, dans la crainte de dépasser les limites du travail que je me suis tracé, je me dispenserai d'examiner
la structure des montagnes qui limitent les vallées dont
je viens de parler et dont elles partagent du reste la
nature.

Ces connaissances acquises, on se demande tout na-
turellement s'il n'existe pas des rapports intimes entre
ces terrains et les sources minérales qui en jaillissent.
Depuis longtemps déjà on s'est posé cette question, et
bien qu'on n'eût point alors pour la résoudre tous les
éléments nécessaires, dès l'année 1832 (*Recherches sur
l'action thérapeutique des eaux minérales*), M. Mar-
chand émit l'opinion qu'à des terrains d'époques différentes correspondaient des sources de nature différente.
Cette opinion fut en partie confirmée par les recherches
les plus récentes, par les fouilles que fit exécuter à
Luchon M. l'ingénieur François, et par les travaux de
M. Leymerie (*Mém. acad.*, Toulouse, t. V., 3ᵉ série).
Ce savant géologue prouve en effet que si, tenant
compte des principales propriétés de l'eau des sources
minérales des Pyrénées, on les divise en trois groupes
différents qui comprennent les sulfurées sodiques, les
sulfurées calciques et séléniteuses et les salines (chlo-
rurées iodiques et magnésiennes), on voit que celles
du premier groupe, telles que les sources chaudes de
Saint-Sauveur, n'apparaissent qu'au niveau des terrains de transition, qu'elles avoisinent toujours l'axe
granitique des chaînes des montagnes; que celles du
second groupe ne se montrent que dans les terrains
dits jurassiques, que celles du dernier groupe enfin

semblent jaillir de l'intervalle qui sépare les terrains jurassiques des terrains crétacés. Le point d'émergence de ces sources coïncide presque toujours avec la présence de roches éruptives, caractéristiques de l'un des terrains où elles se montrent et dont elles ont sans doute accompagné ou suivi l'apparition. La constatation de ce fait, maintenant bien établi, permet d'expliquer la haute température de la plupart des sources thermales, sans qu'il soit besoin, comme par le passé, de faire intervenir pour cette interprétation le voisinage de volcans en activité ou éteints ; ce qu'il aurait été difficile du reste de faire pour les Pyrénées, qui ne renferment aucune trace de volcan.

En effet, il n'y a rien d'extraordinaire que l'eau de ces sources présente à sa sortie une température élevée, puisqu'elle semble avoir le même point de départ que les roches éruptives qui en avoisinent l'émergence, c'est-à-dire les parties centrales de la terre dont elle s'échapperait à l'état de vapeur; mais toutes les eaux thermales ne paraissent pas dues à la même cause. Il en est qui semblent alimentées par l'infiltration lente des eaux pluviales. C'est à ces sources que M. Élie de Beaumont a donné le nom de *sources artésiennes*. L'eau de ces sources n'y est pas d'abord à l'état de vapeur/ et, pour en élever la température, la chaleur centrale n'agit qu'en raison de la profondeur de leur point de départ. M. Élie de Beaumont pense que, pour expliquer l'élévation de température de l'eau de ces sources, on doit en outre tenir compte des courants électriques qu'on y a constatés, des réactions chimiques dont elle est le siége, et qui ne peuvent s'établir sans produire du calorique. Ces causes de thermalité n'agissent pas seulement sur l'eau des sources artésiennes, elles font également sentir leur influence sur celle des sources précédentes, d'origine ignée, dont elles empêchent le refroidissement. C'est par le contact plus ou moins éloigné de l'eau avec le centre de la terre, par le nombre plus ou moins considérable de ces réactions, et la longueur plus ou moins grande de son trajet, qu'on peut expliquer les différences de température, souvent notables, que présente l'eau de sources de même nature qui, parties d'un même point, arrivent au dehors en des points différents. C'est à cette cause de refroidissement qu'est probablement due, en l'absence de tout mélange d'eau non thermale, la différence de température qu'on remarque à Saint-Sauveur entre l'eau de la Hontalade et celle de la source de l'établissement. C'est à la nature des terrains qu'elles traversent que les eaux thermales empruntent, en grande partie, les substances minérales qu'elles contiennent, et, ce qui le prouve, c'est qu'au sortir des terrains jurassiques on les voit chargées de soude, de potasse, etc., tandis qu'elles s'imprègnent de magnésie, de chaux, en traversant les terrains crétacés.

S'il est facile d'expliquer, par la nature des terrains que traversent les eaux, la présence des substances minérales qu'elles renferment, il est plus difficile de se rendre compte de l'origine de la matière organique dont sont si fortement chargées les sources pyrénéennes. Cette matière y est organisée ou à l'état amorphe; lorsqu'elle est à l'état amorphe, elle est désignée par certains auteurs, par M. Lambron entre autres, sous le nom de *sulfurose*. Elle ne différerait aucunement alors de la matière organique qu'on rencontre dans toutes les eaux potables et qui porte le nom d'hydrose ; elle fait partie intégrante de cette eau, échappe à toute tentative de filtration, de décantation, et n'est décélée que dans le résidu salin laissé par l'évaporation. La matière organisée se présente sous deux aspects différents : tantôt sous forme de végétaux, de conferves, tantôt sous forme de détritus. Dans cet état, elle n'offre que peu d'intérêt ; elle résulte de la désorganisation des conferves, désorganisation qui survient sous l'influence de causes diverses, et dont la plus fréquente assurément est l'âge avancé des conferves et leur séparation du point où elles étaient fixées. C'est pour cette matière organique en voie de décomposition, qui affecte la forme de mucilage, que M. Lambron a proposé le nom de *sulfurine*, conservant celui de *sulfuraire* pour distinguer la matière organique à l'état de conferves. A l'analyse chimique, la sulfurine donne à peu près les mêmes résultats que la sulfuraire ; mais, à l'examen microscopique, elle présente beaucoup moins d'intérêt ; on ne trouve, en effet, dans les masses mucilagineuses qui la constituent qu'un amas amorphe de sporules, et des parcelles de soufre à l'état natif ou sublimé. Cette substance, à l'état de suspension, est toujours en quantité plus ou moins grande dans l'eau des bains et des boissons. C'est elle qui donne la teinte légèrement opaline qu'on trouve à l'eau de Saint-Sauveur et l'onctuosité qui la caractérise. Pour l'obtenir, il suffit de laisser déposer l'eau et ensuite de la décanter. La sulfurine s'altère assez rapidement lorsqu'on la sort du milieu où elle a vécu ; elle n'est, en somme, qu'une matière organique en voie de regression. Il n'en est pas de même de la sulfuraire, qui constitue une végétation parfois très-forte et très-luxuriante.

La sulfuraire existe dans l'intérieur des conduits ; mais il lui faut pour se développer qu'elle rencontre certaines conditions que M. Fontan a parfaitement décrites. Il lui faut de l'oxygène, de l'azote ; aussi, est-ce habituellement au niveau des infiltrations, des failles que les conferves se déposent avec le plus d'abondance. Elles réclament une certaine température ; elles meurent avec une température supérieure à 50 degrés centigrades ou inférieure à 10 degrés ; la température qui paraît le plus propice est celle de 30 à 40 degrés. M. Fontan pense que leur abondance est en raison directe de la quantité de substance minérale que contient l'eau. Cette opinion me paraît hasardée, si j'en juge par ce que j'ai vu à Saint-Sauveur, où les eaux, quoique peu minéralisées, renferment en quantité énorme des conferves de la plus belle venue. L'état sulfureux de l'eau est toutefois indispensable à leur existence ; la sulfuraire meurt là où l'eau cesse d'être sulfureuse. En s'appuyant sur cette donnée, parfaitement exacte, il a souvent été permis à M. Lambron d'affirmer, avec toute raison, l'existence de sulfures dans certains filets d'eaux où il constatait l'existence de la sulfuraire.

Elle se rencontre en abondance à Saint-Sauveur ; on la trouve à l'établissement et à la Hontalade, dans les conduits et là où s'écoule l'eau qui a servi aux bains ou qui n'a pu être utilisée. C'est à l'établissement que j'ai vu les plus beaux échantillons de sulfuraire ; elle différe toutefois, quant à la forme, lorsqu'on examine celle que contiennent les réservoirs ou celle qui végète vers les conduits de décharge. Les filaments de cette dernière sont petits, poussent par touffes, et au microscope paraissent plus foncés. Les filaments de la sulfuraire des réservoirs me semblent présenter avec les précédents la différence qui existe entre les plantes qui poussent à l'ombre et celles qui croissent au soleil. Ils sont d'une blancheur transparente, très-longs, se déchirent facilement ; les nodosités transversales, qui indiquent les limites de chacun des sporules contenus dans les filaments, y sont moins nettement accusées que dans la sulfuraire qui pousse au dehors. Enfin, dans l'enchevêtrement que forment ces filaments, on ne rencontre point aussi fréquemment des parcelles de soufre dues à la sublimation. On n'y rencontre pas non plus de sporules à l'état libre, comme dans les masses de sulfurine. Il est probable qu'au bout d'un certain temps, alors qu'elles ont parcouru toutes les phases de leur existence, ces conferves se désagrègent, et qu'obéissant au cours de l'eau elles entraînent les sporules qui, étant en liberté, vont se développer sur une roche voisine ou plus éloignée.

Extraites de l'eau sulfureuse ou abandonnées dans un vase contenant de l'eau sulfureuse, qui perd bientôt ses qualités, la sulfurine et la sulfuraire subissent rapidement la décomposition putride, ce qui n'a rien d'extraordinaire, vu la richesse organique de ces substances.

Bien que les travaux de MM. Fontan et Lambron aient résolu d'une manière à peu près complète la question relative à la nature de la sulfurine et de la sulfuraire, ils n'ont rien appris sur l'origine de cette matière organique, sur le mode de production des conferves. Si l'on n'est plus réduit à supposer que cette matière glaireuse que contient l'eau sulfureuse est due aux dépôts de matière organique qu'elle a traversés dans son parcours; s'il est permis d'émettre une opinion plus rationnelle sur l'origine de la sulfuraire, et par suite sur celle de la sulfurine, qui n'en est que le cadavre; si l'on est enfin autorisé à regarder comme prouvé que cette matière organique, sulfuraire d'abord, puis sulfurine ensuite, est due au développement d'un végétal qui jouit, comme tous les végétaux, de la propriété de s'accroître et par suite de composer de toutes pièces, avec des principes élémentaires (oxygène, azote, soufre, etc.), une matière organique spéciale, il reste toujours une question en litige : c'est-à-dire trouver le point de départ de l'ovule; et l'on se demande, en examinant cette question, que je me garderai bien de résoudre, si l'on n'a point sous les yeux un exemple de génération spontanée.

Les soulèvements de roches granitiques, qui à certaines époques ont produit les montagnes qui avoisinent Saint-Sauveur, d'une part, et d'autre part les roches éruptives, dont on retrouve des traces nombreuses et qui s'y sont manifestées à une époque plus récente, expliquent suffisamment les tremblements de terre qui, dans cette localité, se font sentir de temps à autre avec une certaine intensité.

Parmi ces tremblements de terre, il en est d'intéressants à signaler. Tel est celui de 1745, qui coïncida avec celui de Lisbonne, et qui n'eut point sur les eaux de Saint-Sauveur l'influence fâcheuse qu'il exerça sur celles de Clifton (Angleterre). On sait, en effet, que les eaux de cette source devinrent jaunâtres et momentanément perdirent toute propriété minérale. On ne constata aucune modification dans les eaux de Saint-Sauveur, dont l'abondance, la température et la composition restèrent les mêmes. Ce tremblement fut cependant assez violent pour lézarder, à l'église de Luz, la tour de l'horloge, qui ne fut rebâtie qu'il y a deux ans.

Je mentionnerai aussi un tremblement de terre qui survint en 1814. Moins prononcé que celui de 1745, il fut néanmoins assez violent pour déterminer la chute d'un bloc énorme de rocher qui, se détachant du Laze, s'arrêta sur le plateau de Sasos. Le dernier tremblement de terre qui mérite d'attirer plus spécialement l'attention, car il est peu d'années qu'on ne ressente quelques secousses à Saint-Sauveur, est celui de 1856; le souvenir en est encore présent à l'esprit des habitants. La première secousse, qui fut la plus forte, se fit sentir le 24 juillet, vers trois heures du matin; trois ou quatre minutes après, il en survint une deuxième. Pendant quinze jours, ces secousses se renouvelèrent, de plus en plus faibles, toutes les cinq minutes; il se passa six mois avant qu'elles aient complétement disparu. Elles n'étaient pas constituées par des oscillations horizontales, comme dans les tremblements de terre graves, mais par des espèces de soulèvements verticaux. Elles étaient précédées par un bruit lointain, comparable au bruit que détermine le roulement d'une voiture ; ce bruit cessait brusquement au moment de la secousse.

Ces secousses, si fortement accusées à Saint-Sauveur, le furent moins à Barèges, moins encore sur les hauteurs environnantes. On n'en ressentit aucune à Gavarnie, et des visiteurs qui étaient allés au pic du Midi de Bigorre n'en eurent pas conscience. Dans la plaine, elles furent encore plus prononcées qu'à Saint-Sauveur, et, si l'on en croit le dire des habitants, pendant plusieurs jours, à Lourdes, les cloches furent si fortement ébranlées qu'elles tintaient continuellement, et qu'on fut obligé d'en enlever les battants. Les baigneurs furent si vivement effrayés qu'ils campèrent en plein air, et que, dès le lendemain, ils quittèrent tous Saint-Sauveur, Barèges et même Cauterets, où le tremblement s'était également fait sentir. On n'eut à déplorer aucun dégât.

Depuis lors, il n'y eut à Saint-Sauveur que des secousses passagères et insignifiantes, que rien, du reste, ne peut faire prévoir, car elles se montrent sans phénomènes préalables. Celle qui se fit sentir l'an dernier arriva le 8 septembre, à huit heures du soir, au milieu du calme le plus parfait, et ne dura que quelques secondes.

CHAPITRE III

Les vents qui règnent à Saint-Sauveur obéissent
dans leur marche aux influences supérieures qu'a si
savamment indiquées le lieutenant Maury dans sa
Géographie maritime. — C'est à la connaissance intime de ces influences, qui un jour constituera les
principes élémentaires de toute motion aérienne, que
doit viser l'individu qui aspire à la gloire d'en poser
les principes. Les deux principales de ces influences
consistent dans l'action qu'exercent sur la constitution
de l'atmosphère, d'une part, la composition du globe
et, de l'autre, sa révolution diurne. C'est à cette double
action qu'on peut attribuer la marche de toute molécule aérienne qui, constamment agitée, va des pôles
à l'équateur, de l'équateur aux pôles, mais qui ne s'y
porte qu'en décrivant une zone à la surface de la terre.

Pour l'hémisphère que nous habitons, cette zone se dirige du N.-E. au S.-O. lorsque la molécule se rend à l'équateur, et du S.-E. au N.-O. lorsqu'elle va de l'équateur au pôle. C'est au refroidissement qu'elles subissent aux pôles qu'est due la marche incessante des molécules aériennes, et les zones qu'elles décrivent alors ne sont inclinées sur l'équateur qu'en raison du mouvement diurne de la terre.

Il existe donc pour chaque hémisphère deux courants différents : l'un qui vient du pôle et qui rend compte de la fréquence des vents N.-E. qui règnent dans certaines latitudes de notre hémisphère, l'autre qui part de l'équateur et qui explique la fréquence des vents S.-E. qui dominent dans d'autres. Ces deux courants d'une direction différente, dont l'un vient du pôle tandis que l'autre y retourne, sont, dans chaque hémisphère, superposés l'un à l'autre ; mais ils n'affectent pas dans tout leur parcours la même position. A certaines distances de l'équateur, distances qui ne sont pas encore toutes parfaitement établies et qui varient du reste pour la même zone, avec les accidents de terrain, de température, avec les troubles climatologiques passagers de nature diverse, ils s'entrecroisent de telle sorte que le courant inférieur, par exemple, qui vient de l'équateur, passe à l'étage supérieur, tout en continuant sa course vers le pôle ; tandis que le courant supérieur, parti du pôle, passe à l'étage inférieur, se dirigeant toujours vers l'équateur. Le vent change alors de direction ; de S.-E. il devient N.-E., *et vice versa*. On donne le nom de nœuds aux points où se font ces entrecroisements.

Ces intersections de courants sont dues au déplacement des couches aériennes, déplacement qui tient à l'élévation de température, et par suite à la raréfaction que subit dans sa marche le courant qui chemine en contact avec la terre. Au bout d'un certain temps, lorsque cette raréfaction est suffisante, ce courant s'en éloigne pour faire place au courant supérieur, plus froid et maintenant moins raréfié. Ces nœuds, dont l'ensemble forme des zones circulaires et plus ou moins parallèles à l'équateur, sont assez nombreux du pôle à l'équateur, mais on ne connaît guère, et encore d'une manière assez incomplète, que la zone des nœuds la plus rapprochée de l'équateur. Les pays compris entre chacune de ces zones présentent, dans l'état de leurs vents, une uniformité presque constante ; c'est ainsi qu'on peut expliquer la fréquence de tels ou tels vents dans telle ou telle latitude, et leur persistance qui ne cesse que sous l'influence des troubles atmosphériques les plus prononcés. Mais comme la position qu'occupent ces zones n'est pas tout à fait immuable ; comme elles subissent quelque peu l'influence des vicissitudes climatologiques qui peuvent accidentellement les éloigner ou les rapprocher légèrement de l'équateur, il en résulte pour les pays qui les avoisinent une certaine mobilité atmosphérique qui explique le changement brusque qu'on constate souvent dans l'état des vents ; c'est ce qui arrive à Saint-Sauveur.

En s'appuyant sur ces données, on pouvait supposer au premier abord qu'à Saint-Sauveur, comme dans les pays qui sont dans les mêmes conditions, les vents du nord et les vents du sud soufflent avec une fréquence à peu près égale ; l'expérience a confirmé ces prévisions, et c'est à de telles conclusions que m'ont conduit deux années d'observations. Ces vents alternent fréquemment l'été et ne persistent l'un ou l'autre à certaines époques qu'en raison des variations atmosphériques que détermine le changement des saisons.

Bien que la direction normale des vents puisse être rapportée pour chaque hémisphère à deux types, qui pour notre hémisphère sont représentés par les vents du N.-E. et par ceux du S.-E., il est rare que l'un ou l'autre de ces vents ne subisse pas quelque légère déviation, qu'expliquent les vicissitudes de l'atmosphère ou les accidents de terrains. Il suffit parfois de la direction d'une vallée pour faire d'un vent N.-E. un vent complétement N., d'un vent S.-E. un vent S. et même S.-O. Si ces influences locales ne modifient qu'assez faiblement, à Saint-Sauveur, le vent du N. qui souffle presque toujours N.-E., il n'en est pas de même de l'action qu'elles exercent sur le vent du S., qui affecte plus souvent que tout autre la direction S.-O.

Le vent S. ou S.-O., qui souffle parfois pendant plusieurs jours de suite, est chargé de vapeur d'eau qui se condense lorsqu'elle arrive dans des régions plus froides. Il est presque toujours l'avant-coureur de la pluie ; il existe du reste dans le pays un dicton qui consacre la vérité de cette assertion.

Bien que rafraîchi par le contact des cimes nei-

geuses et glacées des Pyrénées, le vent du sud est
toujours très-péniblement supporté. Les étrangers ne
sont pas les seuls qui en sont affectés, il fait même
sentir sa fâcheuse influence aux gens du pays, aux
enfants; les animaux eux-mêmes en ressentent quelque
souffrance. Le malaise qu'il détermine est assez com-
plexe, il est peu de fonctions qui ne présentent quelques troubles : il y a de la chaleur à la peau sans
sueur; ce qui tient à ce que l'air, tout en étant chaud,
est très-agité et sèche rapidement la surface du corps.
Les lèvres sont brûlantes, ne glissent pas sur elles-
mêmes; l'appétit est nul; la respiration gênée, incomplète; les sécrétions intestinales augmentent rapidement; il peut survenir, si cet état de l'atmosphère
persiste, des selles diarrhéiques qui parfois revêtent
le caractère dyssentérique; la sécrétion rénale est
aussi considérablement accrue. On dirait que, la combustion ne se faisant plus qu'incomplétement vers la
surface pulmonaire, l'économie cherche à la remplacer
par une exagération des sécrétions rénales et intestinales. Il y a de la céphalalgie, une légère fréquence du
pouls, une dépression extrême et souvent même, chez
les gens nerveux, une sensation de défaillance avec
tremblement, faiblesse des jambes, sueurs générales
et tendance à la syncope.

Lorsque survient cet état de malaise, surtout lorsqu'il s'accompagne de diarrhée, il est bon de suspendre
momentanément toute espèce de traitement. C'est pour
avoir négligé cette précaution que les malades voient
la diarrhée remplacée par des selles dyssentériques.

Ces diarrhées, pour ne pas être graves, n'en sont pas moins très-douloureuses et prolongent toujours d'autant la durée du traitement thermal. Lorsque le vent du sud est assez intense pour produire ces malaises, il n'est heureusement que de courte durée et bientôt remplacé par le vent du N., qui les dissipe promptement. S'il persiste, il amène une pluie légère à larges gouttes qui rafraîchit l'atmosphère et provoque dans tous les organismes une détente générale.

Le vent du nord est loin d'être aussi funeste; il n'a point à Saint-Sauveur l'âcreté qu'il possède en certains pays; et, grâce à certaines propriétés qu'il acquiert, il devient inoffensif aux poitrines même les plus délicates. Du reste, la position topographique de Saint-Sauveur protége cette localité contre tout ce que pourrait avoir de malfaisant un contact trop brusque avec le vent du nord; puisqu'à l'entrée de la vallée se trouve, de ce côté, une colline qui l'abrite, et sur laquelle est bâti Sasos.

Bien que la vallée de Saint-Sauveur soit étroite et encaissée par de hautes montagnes, l'atmosphère en est fréquemment renouvelée. Les cours d'eau, nombreux, très-rapides et d'une température assez basse (8 à 10 degrés centigrades), suffiraient au besoin pour expliquer le déplacement que subit incessamment la stratification des couches atmosphériques; mais cette influence, bien que continue, ne me semble pas être la plus puissante; c'est à l'élévation progressive de la température de la vallée qu'il faut attribuer surtout cette agitation de l'air qui ne manque presque jamais de s'élever dans l'après-midi, alors que le matin la mobilité n'en était sensible que dans les couches supérieures.

L'état du ciel est loin d'offrir longtemps le même aspect ; je ne connais rien d'aussi variable que l'apparence qu'il présente. Souvent obscurci le matin par un brouillard qui se dissipe rapidement, il est presque toujours, même aux plus beaux jours, couvert de quelques nuages dans l'après-midi. C'est une particularité propre à tous les pays de montagne, et dont on doit tenir grand compte lorsqu'on veut tenter quelques excursions, surtout si l'on se propose de faire une ascension, attendu qu'à partir de midi il est rare que les nuages amoncelés autour des pitons ne voilent pas la vue de la plaine. Cette particularité tient à la disposition du terrain et aux propriétés de l'air, qui est à Saint-Sauveur presque toujours saturé de vapeur d'eau. Resserré dans une étroite vallée, il s'échauffe rapidement sous l'influence des rayons solaires et gagne les régions supérieures ; il y rencontre des courants d'air plus froids qui condensent la vapeur d'eau qu'il contient. C'est cette vapeur d'eau qui forme les nuages qu'on aperçoit çà et là, suspendus au flanc des montagnes, à des hauteurs variables, et qui, lorsqu'ils sont en trop grand nombre et condensés par des courants d'air trop froids, se résolvent en pluie.

C'est à l'ascension lente et régulière des nuages formés dans les vallées qu'on donne le nom de mer de nuages. L'aspect inégal et irrégulier que présente leur surface supérieure, lorsqu'on les regarde monter du haut d'un pic, ressemble assez exactement à celui d'une mer moutonnée. C'est à cette ressemblance que ce phénomène doit son nom.

Mais, lors même qu'il existe des nuages, il est rare qu'ils ne se dissipent pas vers le soir ; les nuits sont généralement fort belles, le ciel presque toujours est étoilé, ce qui tient à ce que l'atmosphère est très-calme, n'étant plus alors échauffée par les rayons du soleil.

Vers la chute du jour, lorsque le sol se refroidit brusquement, les couches qui l'avoisinent participent à cet abaissement de température. La vapeur d'eau, qu'elles contiennent en trop grande quantité pour leur température actuelle, se condense sous forme de rosée qui, de bonne heure, se dépose à sa surface. Le malade doit éviter cette rosée, avec d'autant plus de soin qu'elle s'accompagne forcément d'un abaissement notable de la température.

Lorsque l'atmosphère est très-calme, que la différence entre les minima et les maxima n'est pas très-prononcée, la rosée est peu abondante ; l'air conserve alors une grande quantité de vapeur d'eau, et le matin le soleil ne pénètre que difficilement dans les vallées, que cachent en partie ces nuages qui, sous forme de brouillards, voilent les deux tiers supérieurs des montagnes. Ces brouillards, qui n'arrivent qu'à la fin ou au commencement de la saison, alors que la direction des rayons solaires est encore trop oblique ou n'est plus assez perpendiculaire pour élever rapidement la température de la vallée, sont presque toujours suivis de pluies qui persistent, d'une façon presque continue, pendant six ou huit jours et même plus.

En dehors de ces conditions, la pluie tombe assez fréquemment à Saint-Sauveur ; mais, en juillet et en août, il est rare qu'elle présente cette persistance ; de plus, la durée en est toujours fort courte, n'allant jamais au delà de quelques heures, parfois même ne dépassant pas quelques minutes. Dans tous les cas, les effets qui en résultent sont toujours salutaires, puisqu'elle tempère l'âcreté des vents du nord et modère la chaleur insupportable des vents du sud.

La pluie apparaît tantôt le matin, tantôt la nuit, ou dans l'après-midi. Dans le premier cas, elle est fine, peu abondante et cesse généralement vers midi ; elle semble due à une saturation de l'air par des vapeurs d'eau qui n'ont pas formé de rosées et que n'ont pu dissiper les rayons du soleil levant. Dans le deuxième cas, elle est due à des perturbations atmosphériques et survient à la suite d'orages ; quelquefois elle les précède. Elle est alors plus abondante, mais de plus courte durée que celle qui se montre le matin. La fréquence des jours où la pluie tombe le matin est en raison inverse du nombre des orages ; il paraît s'établir un équilibre entre ces deux variétés de pluie. Ainsi, en 1863, il n'y eut pendant le mois de juillet que deux orages suivis de pluie, tandis qu'il y eut onze jours où la pluie survint le matin ; en juillet 1864, au contraire, les orages furent plus nombreux ; on n'en compta pas moins de cinq ; il n'y eut alors que cinq jours de pluie sans orage. La pluie, en somme, est peu abondante à Saint-Sauveur pendant la saison des eaux ; elle n'en attriste pas le séjour, et, loin de s'en plaindre lorsqu'elle se montre, il faut s'en féliciter, puisqu'elle est, j'en suis convaincu, indispensable au bien-être des malades.

Les orages ne sont pas tous les avant-coureurs de la pluie. Sur les huit orages qui se montrèrent en juillet 1864, il y en eut trois qui se dissipèrent sans pluie ; deux de ces orages s'étaient développés pendant que soufflait le vent du nord. En août 1863, les orages furent moins nombreux qu'en 1864 ; mais, comme en 1864, sur cinq il y en eut deux sans pluie. L'un de ces deux orages avait encore été précédé par le vent du nord. Ne pourrait-on pas se demander, en présence de ces faits, si le vent du nord ne joue pas un rôle important, et si ce n'est pas à lui qu'il faut attribuer, lorsqu'il règne, les modifications qui surviennent dans la nature des orages ?

Les orages sont à Saint-Sauveur de peu de durée ; quelques coups de tonnerre entendus dans le lointain, quelques éclairs, tels en sont les phénomènes constitutifs. Quelquefois le tonnerre ne s'y fait pas entendre ; il n'y a que des éclairs, et, dans ce cas, l'orage n'est pas toujours suivi de pluie. Il est rare qu'ils provoquent des accidents fâcheux dans la vallée de Saint-Sauveur, protégée par les hautes montagnes qui l'environnent et qui jouent le rôle de paratonnerre. C'est, en effet, sur le sommet des montagnes que tombe la foudre, ainsi que j'ai pu le constater pendant une ascension faite au pic du Midi de Bigorre, en compagnie de quelques amis. Surpris par un violent orage, nous

vîmes nombre de fois tomber la foudre autour de nous
et entraver la marche de nos chevaux. Si l'on n'a point
à redouter à Saint-Sauveur les effets de la foudre, on
n'a pas non plus à déplorer les dégâts que, dans la
plaine, cause si souvent la grêle pendant les orages,
puisque, durant deux saisons thermales, je ne la vis
qu'une fois (août 1864), et il est probable que c'est à
la constitution toute particulière de cette année si
fertile en orages qu'il faut attribuer cette anomalie.

L'air qu'on respire à Saint-Sauveur est ce que les
Anglais désignent sous le nom de *bracing*, c'est-à-dire
de fortifiant; mais cette propriété tonique, qu'il possède
à un si haut degré, est heureusement modifiée par des
circonstances locales qui en tempèrent tout ce qu'elle
pourrait avoir de dangereux pour les personnes délicates, et parmi ces circonstances se trouvent au premier rang son haut degré de saturation par la vapeur
d'eau, sa température peu élevée, la forte quantité
d'ozone qu'il contient, les faibles variations que présente la pression atmosphérique verticale, toutes influences que j'examinerai successivement.

Je dirai d'abord qu'à première vue, et sans autre
donnée que celle que fournit sa manière d'agir sur la
santé des habitants du pays, on est tout disposé à lui
reconnaître une heureuse action sur l'organisme. A
Saint-Sauveur, la moyenne de la vie atteint des proportions élevées; il n'est pas rare d'y rencontrer des
personnes fort âgées, bien qu'elles aient eu à souffrir
des privations que leur imposait souvent le manque
des choses de première nécessité.

On compte ici des octogénaires en très-grand nombre, souvent des centenaires; et, ce qui prouve que ce n'est pas un fait isolé, c'est que cette longévité est souvent commune à plusieurs générations d'une même famille.

Les causes qui dans les grands centres déciment les populations ne sévissent ici qu'avec une assez faible intensité.

La fièvre typhoïde y est assez rare et ne s'y rencontre pas à l'état d'endémie, ce qui tient du reste à l'absence des conditions étiologiques prédisposantes et déterminantes de cette maladie. Les habitations situées dans des endroits élevés, toujours aérés, ne sont point entassées les unes sur les autres et n'ont point à subir l'influence des émanations délétères qui paraissent être, ainsi que semblent le prouver les travaux de Richardson, les causes productrices de cette maladie.

La nourriture du paysan, sans être très-recherchée, est assez complète pour que l'économie n'en pâtisse pas. Cette nourriture se compose surtout de pain, de laitage; et l'on sait que ces aliments, à eux seuls, contiennent tous les éléments nécessaires pour assurer la régularité des fonctions. Le grand air au milieu duquel vivent ces gens, le mouvement qu'ils se donnent stimulent les facultés digestives de l'estomac, qui sans cela se fatiguerait peut-être de l'uniformité de cette nourriture. Ajoutez que l'eau est la boisson ordinaire de l'habitant des montagnes, et vous comprendrez qu'avec une telle sobriété il n'est point extraordinaire qu'on ne voie que bien rarement se produire la phthisie essentielle, terminaison si fréquente des excès ou des privations de toute sorte.

La phthisie scrofuleuse n'y est pas moins rare ; il en est de même des affections thoraciques qui ne trouvent pas, même dans le vent soufflant du nord, la sécheresse qui en provoque ordinairement le développement. Grâce à la vapeur d'eau qu'il contient, l'air acquiert des propriétés nouvelles qui sont loin d'être préjudiciables au poumon. Par sa basse température, il active la circulation de la muqueuse bronchique, et par son humidité il en favorise la sécrétion. C'est par cette humidité habituelle de l'air qu'on peut expliquer la facilité avec laquelle certaines personnes dont la poitrine est délicate peuvent supporter le séjour de cette localité, malgré la raréfaction qu'y produit une altitude de 800 mètres.

Cette humidité, si propice au fonctionnement régulier des organes pulmonaires, détermine parfois, lorsqu'elle s'unit au froid, quelques fluxions rhumatismales qu'il est toujours facile d'éviter en se soumettant aux précautions hygiéniques les plus élémentaires.

Il suffit alors de ne pas s'exposer à l'air, le corps étant en sueur ; de ne sortir, à certaines heures du jour, que muni de vêtements chauds, la température la plus élevée faisant rapidement place à la température la plus basse. C'est à cette fâcheuse particularité, autant peut-être qu'à l'influence de certains vents, qu'il faut attribuer ces quelques diarrhées dyssentériques légères qui surviennent parfois, au moment des grandes chaleurs, lorsqu'on néglige de prendre les précautions nécessaires, l'élément dyssentérique ayant avec l'élément rhumatismal, sinon une identité complète, au moins d'intimes analogies.

Pour mettre à l'abri de si nombreuses maladies, l'air de Saint-Sauveur doit être, on le comprend, d'une extrême pureté. Cette pureté, qui tient en grande partie à la mobilité des couches atmosphériques, dépend sans doute aussi de la richesse de la végétation dont le sol est couvert, et qui entretient un échange continuel d'oxygène et d'acide carbonique. Il est probable aussi que l'air tire une certaine tonicité des odeurs balsamiques qui s'échappent constamment des nombreux massifs de buis qui, poussant à l'état sauvage, couvrent le sommet de la plupart des montagnes environnantes.

La température, enfin, loin d'aider au développement des maladies, est de nature à en prévenir l'apparition; elle est en général peu élevée : ainsi, en août 1863, alors que dans les pays de plaine, et à Paris entre autres, la température atteignait des proportions énormes, elles ne dépassait pas aux Pyrénées 27 degrés centigrades, et encore n'atteignit-elle ce chiffre qu'une seule fois.

A partir des derniers jours de juin, elle suit une marche lentement progressive pour atteindre son maximum dans les premiers jours d'août, s'y maintenir quelque temps, redescendre ensuite peu à peu, de telle sorte qu'à la fin d'août on retrouve à peu près les maxima de la fin de juin.

Les maxima les plus élevés que j'ai eu l'occasion d'enregistrer correspondent au mois d'août. En 1863, ils n'ont jamais dépassé 28 degrés centigrades, et encore n'ai-je eu à constater qu'une fois cette température. Dans le mois d'août de cette année, qui fut le plus chaud de ceux que je passai à Saint-Sauveur, les maxima atteignirent trois fois 26 degrés centigrades, quatre fois 25 degrés. Tous les autres furent plus faibles. En 1864, les plus élevés des maxima ne dépassèrent pas dans le mois d'août 26 degrés. En juillet, les maxima furent encore moins élevés et n'allèrent jamais au delà de 23 à 24 degrés. C'est le mois d'août qui de tous est le plus chaud des mois de Saint-Sauveur, si l'on en juge par les chiffres que donne la moyenne des maxima. On voit, en effet, qu'elle fut de 22 degrés centigrades pour le mois d'août de l'année 1864, et de 20 degrés seulement pour le mois de juillet de la même année.

Tout en suivant cette marche progressivement ascendante et descendante, la température n'est pas à l'abri de perturbations accidentelles qui, d'un jour à l'autre, peuvent provoquer des variations thermométriques sensibles. Il arrive parfois que les maxima baissent ou s'élèvent brusquement de quelques degrés sous l'influence de causes diverses. Bien qu'on puisse observer, à toutes les époques de la saison thermale, l'abaissement brusque et accidentel des maxima, c'est habituellement vers la fin d'août, mais surtout au commencement de septembre, qu'il se montre avec le plus de fréquence. Il suffit alors qu'il pleuve un peu abondamment dans la vallée, ou qu'il neige sur les montagnes voisines, pour que l'atmosphère se refroidisse subitement.

C'est au contraire dans le cours de la saison, en juillet ou en août, qu'on voit parfois tout à coup la température maxima s'élever de quelques degrés; c'est lorsque le vent d'Espagne souffle avec intensité que se manifeste cette élévation de température, et elle ne cesse qu'à l'apparition de la pluie.

La température minima ne présente pas les écarts de la température maxima; ce qui tient à ce qu'elle ne subit que faiblement, à Saint-Sauveur, les influences solaires qui agissent si puissamment sur la température maxima. Quelle que soit la somme du calorique absorbé par le sol de la vallée dans le cours du jour, il n'agit en rien sur la température minima, puisqu'il se dissipe rapidement à la chute du jour.

Le seul agent qui puisse élever la température minima, c'est le vent du sud, dont l'influence se fait sentir aussi bien la nuit que le jour; mais cette influence est en définitive assez rare. C'est à cette stabilité de la température minima qu'est due la différence assez prononcée qui existe entre cette température et la température maxima, lorsque cette dernière est aussi élevée qu'elle le fut en août 1863. Dans ce mois, la différence moyenne des minima et des maxima fut de 8 degrés, tandis qu'en juillet 1864, alors que la température maxima était assez modérée, la différence moyenne ne fut que de 5 degrés 9. Si la température minima reste indifférente aux causes d'élévation de la température maxima, elle se comporte comme elle à l'égard des modificateurs qui, tels que la pluie, la neige, en produisent l'abaissement. Je dirai même qu'elle est plus sensible à leur action; il n'est pas rare, en effet, de voir vers la fin d'août, ou au commencement de septembre, au moment des pluies, des journées où la température maxima est de 17 à 18 degrés centigrades et où la température minima tombe à 9 degrés. C'est même à cette particularité atmosphérique qu'est due en partie la brièveté de la saison thermale à Saint-Sauveur, attendu que les malades supportent assez difficilement ces brusques changements de température qui, du reste, pourraient être préjudiciables à leur santé. En dehors de ces cas exceptionnels, qui ne surviennent guère qu'à la fin de la saison, il n'existe entre la moyenne des minima et celle des maxima qu'une assez faible différence. Bien que cette différence se produise rapidement, et que, en quelques heures, la température maxima ait, pour ainsi dire, fait place à la température minima, elle n'a sur l'état du malade qu'un faible retentissement lorsqu'il prend les précautions dont j'ai parlé plus haut.

La quantité de vapeur d'eau contenue dans l'atmosphère est toujours considérable et oscille entre 80/100 et 90/100; il est rare qu'elle descende au-dessous de 80/100. C'est le soir et le matin que l'atmosphère a son maximun de saturation. La différence qu'il présente à ces deux époques du jour est assez notable pour aller parfois jusqu'à 74/100 ou 76/100; le plus souvent cependant elle ne dépasse pas 80/100. Il m'est arrivé de voir le maximum de saturation atteindre, à huit heures du matin, 90/100 ; le soir, à cinq heures, 85/100, et n'être à deux heures que de 76/100.

Un temps sec avec vent nord, une température froide fait baisser le maximum de saturation. C'est alors qu'elle tombe aux chiffres exceptionnels de 72/100, 76/100. Cette diminution coïncide avec un abaissement dans la hauteur de la colonne baromérique. En temps de pluie, au contraire, le maximum de saturation atteint les chiffres les plus élevés.

La force élastique de la vapeur contenue dans l'atmosphère est en raison directe de la vapeur d'eau qu'il renferme ; elle est de 5 degrés 20 à 6 degrés lorsque le maximum de saturation atteint de 80/100 à 84/100 ; elle peut n'être que de 4 degrés 80, 4 degrés 50, s'il ne dépasse pas 72/100, 70/100, et monter au contraire à 6 degrés 8, 6 degrés 14 lorsque le maximum de saturation arrive à 90/100 et même à 100, ainsi que j'ai été à même de le constater, après plusieurs jours de pluie, vers la fin du mois d'août de l'année 1863.

Cette énorme quantité de vapeur d'eau dépasse celle qu'on rencontre dans l'atmosphère des pays les plus favorisés et qui, pour cette raison, sont le plus fréquentés par les malades. Ainsi, à Worthing, à Torquay, à Teignmouth, qui des stations médicales anglaises, ou *health's resorts*, sont actuellement les plus courues, le maximum de saturation pendant les mois de juillet et d'août est en moyenne de 80/100 à 75/100 ; il est loin d'atteindre à Pau cette limite, et Nice, sous ce rapport, est encore moins bien partagé.

C'est à la multiplicité des cours d'eaux, aux chutes nombreuses qu'on trouve de tous côtés et qu'entretient, pendant toute l'année, la fonte insensible des neiges; c'est à l'abondance de ses rosées que la vallée de Saint-Sauveur est redevable d'une si notable quantité de vapeur d'eau. Cette vapeur d'eau communique à son atmosphère de précieuses qualités; elle le rend inoffensif pour les poitrines délicates, lorsque souffle le vent du nord, et moins dangereux pour l'intestin lorsque le vent vient du midi; elle lui communique toujours des propriétés sédatives dont s'accommodent très-bien les gens nerveux. L'atmosphère devient ainsi un utile auxiliaire de l'action des eaux.

Les oscillations barométriques sont assez restreintes et n'ont jamais été au delà de 1 cent. 5. Le maximum n'a jamais dépassé 70 cent. 5, le minimum 69. Avec le vent du nord coïncident les hauteurs barométriques les plus fortes; avec le vent du sud se rencontrent les plus faibles. C'est, je crois, en grande partie à cette diminution de la tension atmosphérique, plus même qu'à la chaleur du vent du sud, qu'il faut attribuer l'état de malaise général alors si fréquent, les troubles nerveux si variés dont se plaignent les malades, la réapparition de ces douleurs anciennes qu'on a toujours eu trop de tendance à faire dépendre de l'état électrique de l'air. Cet état électrique, pour le dire en passant, n'est rien moins que prouvé; ou, du moins, pour que son existence soit prise hors de doute, il est encore besoin de longues et consciencieuses études. Pour jouir de toute l'intégrité de sa santé, l'organisme paraît avoir besoin de trouver en dehors de lui une résistance, un point d'appui qui permette le jeu régulier de toutes les parties dont il est constitué. Ce besoin de pression extérieure n'est point le même pour tous les individus; il en est qui peuvent vivre aux altitudes les plus diverses sans en souffrir ; il en est d'autres qui ne jouissent pas d'un tel avantage ; ce sont les gens nerveux, les personnes atteintes de certaines affections diathésiques. Il est des limites que leur impose leur état, limites qu'ils ne sauraient franchir sans courir les plus grands dangers.

En dehors de ces extrêmes que j'ai signalés, la hauteur barométrique ne présente que d'assez faibles variations. Il m'a semblé, toutefois, que le matin elle était en général plus élevée qu'à toute autre heure de la journée. La dépression qu'elle subit sous l'influence du vent sud ou sud-ouest est rapidement suivie de la pluie. Lorsque la pluie dure depuis quelque temps, la dépression disparaît et précède de quelques jours le retour du beau temps. C'est, du reste, sur ces données qu'ont été établis les principes du baromètre de salon.

Si, en se basant sur les résultats que fournissent les études relatives à la saturation de l'air, aux variations thermométriques ou barométriques, on a pu tirer des conclusions qui ont jeté quelque jour sur les propriétés de l'atmosphère, on doit avouer que quant à ce qui concerne l'ozone presque tout encore est mystère. Je n'ai pas la prétention d'éclaircir cette question; je serai suffisamment récompensé si j'ai le bonheur de fournir quelques matériaux que d'autres plus autorisés pourront utiliser. Pendant deux ans, à l'époque des saisons thermales, j'ai cherché, en juillet et en août, la quantité d'ozone contenue dans l'atmosphère; j'ai fait usage du papier James de Sédan et je me suis servi de l'échelle ozonométrique qui y est annexée. Cette échelle, dont les teintes varient du clair au plus foncé, contient vingt-quatre nuances différentes. Mon papier, placé au nord, était examiné chaque jour deux fois, à sept heures du matin et à sept heures du soir. J'ai toujours constaté, après quelques heures d'exposition, la présence de l'ozone. Je ne sais si la proportion diminue en raison de l'altitude; ce que je puis dire, c'est que dans une ascension que je fis au pic du Midi, qui est à 2,877 mètres au-dessus du niveau de la mer, le ciel étant clair, je ne constatai la présence d'aucune trace d'ozone, bien que j'eusse laissé plusieurs heures à l'air le papier sur lequel j'expérimentais. La quantité d'ozone que j'ai trouvée a toujours été, chaque jour, en raison directe du nombre d'heures que durait l'exposition. Si, par exemple, je laissais un papier vingt-quatre heures à l'air, la réaction donnait une teinte de cinq ou six nuances plus foncées que si l'exposition n'avait duré que douze heures. En dehors des influences qui, telles que le vent du sud, la pluie, paraissent augmenter momentanément la quantité d'ozone contenue dans l'atmosphère, j'en ai trouvé toujours plus la nuit que le jour; la réaction a parfois donné pour le papier exposé la nuit la nuance du n° 15; la teinte n'a jamais dépassé, pour le papier du jour, celle du n° 11, et encore n'est-ce qu'exceptionnellement qu'elle s'est élevée jusque-là. On sentira mieux encore cette différence si, prenant la moyenne ozonométrique des jours, on la compare à celle des nuits; on voit, en effet, que la teinte que donne le papier est de cinq ou six nuances moins foncée le jour que la nuit.

La pluie paraît augmenter d'une manière notable la quantité d'ozone contenue dans l'atmosphère; je l'ai vu à la fin d'août 1864, après quelques jours de pluie, donner au papier une teinte aussi foncée que la nuance du n° 19. L'ozone est alors exceptionnellement aussi considérable le jour que la nuit. Je ne chercherai point à expliquer quelle peut être l'influence de la pluie sur la production de l'ozone; je ne mettrai point en doute l'existence de l'ozone en tant qu'oxygène suroxygéné; je ne ferai pas comme le docteur Barker, en Angleterre, qui, de la coïncidence de la pluie avec l'augmentation de l'ozone et de la coexistence dans l'eau de pluie du chlorure de sodium, arrive à cette conclusion que l'ozone n'est autre chose que du chlore mis en liberté par l'électricité. Je crois qu'il faut des études nouvelles pour émettre une telle opinion, et qu'il ne suffit pas pour l'admettre d'avoir constaté la similitude des réactions du chlore et de l'ozone, ni la fréquence plus grande de l'ozone dans les ports de mer où l'air est sursaturé de chlorure de sodium.

Le vent du sud et du sud-ouest paraît aussi être une des causes de l'augmentation de l'ozone, et ce résultat semble confirmer les expériences de l'amiral Fitzroy qui ont contribué à donner naissance à l'opinion que je viens de signaler. Il a remarqué, en effet, que l'ozone est en quantité d'autant plus grande que le vent souffle plus souvent de mer ; il serait au maximum en pleine mer, et nul sur les côtes exposées au vent de terre, à Scarborough, par exemple. Il faudrait que des expériences nouvelles fussent instituées sur une grande échelle pour contrôler ces assertions. Je ne sais s'il faut attribuer à l'existence de l'ozone une action réelle sur la conservation de la santé ; ce que je puis dire, c'est qu'en août 1863, alors que survinrent quelques diarrhées dyssentériques, la quantité d'ozone contenue dans l'atmosphère ne présenta aucun changement.

Le rôle qu'il joue à l'état physiologique est au moins aussi problématique que celui qu'on lui prête lors des constitutions épidémiques ; ce que l'on peut dire, toutefois, en s'appuyant sur les résultats que fournissent mes observations, c'est que s'il jouit de la propriété de stimuler les fonctions respiratoires et d'être un spécifique puissant contre le développement des épidémies, l'atmosphère de Saint-Sauveur est heureusement partagée, attendu qu'elle en contient toujours en notables proportions.

CHAPITRE IV

Avant de donner la description des établissements thermaux de Saint-Sauveur, il est bon, je pense, d'examiner quelle est la position topographique de ce pays ; c'est le seul moyen, du reste, de bien comprendre les résultats climatologiques que m'a fournis l'observation.

Village des Hautes-Pyrénées, distant de Tarbes de 40 kilomètres, éloigné de Paris d'environ 800 kilomètres ; Saint-Sauveur est situé dans une des plus ravissantes vallées des Pyrénées, dans la vallée de Luz. Cette vallée, qui ne commence guère qu'au pont désigné sous le nom de pont de la Reine, en mémoire du passage de la reine Hortense, et qui de là s'étend vers le nord, communique avec la vallée d'Argèles par une gorge étroite, longue de quelques kilomètres et qui ne présente guère à son origine que l'espace nécessaire au cours du Gave de Pau et au chemin de grande communication qui en côtoie les bords, tantôt à droite, tantôt à gauche, profitant des facilités que présentent les inégalités du terrain. Ces rochers taillés à pic, ici dépouillés, là couverts d'une végétation vigoureuse, due à la fécondité bienfaisante des eaux du Gave, présentant ailleurs les traces qu'a laissées la mine, surplombent d'une façon souvent pittoresque, mais toujours imposante, la seule route qui mène de la vallée d'Argèles à celle de Luz. Arrivé au pont de la Reine, après une marche d'une heure environ, le voyageur est agréablement surpris de voir s'étendre l'horizon, de pouvoir contempler une vallée riche en pâturages. Le Gave, qui les traverse, n'y est point maintenu par des bords à pic ; il y coule tranquillement ; on dirait qu'il ne veut point troubler le calme de cette vallée par sa brutalité habituelle. Cette vallée, c'est la vallée de Luz, qui du nord au sud va toujours s'élargissant et que circonscrivent deux hautes chaînes de montagnes sur les flancs desquelles apparaissent, à des hauteurs variées, des villages, des plantations diverses, qui deviennent d'autant plus rares et plus chétives qu'elles approchent davantage de leurs cimes complétement dénudées.

Cette vallée, qui dans sa plus grande largeur n'a pas plus de 2 ou 3 kilomètres, se subdivise au pont de Luz, à 2 kilomètres du pont de la Reine, en deux autres vallées qui courent l'une vers le sud-ouest au pic du Tourmalet, c'est la vallée de Barèges ; l'autre directement vers le sud au cirque de Gavarnie : c'est la vallée de Saint-Sauveur, de Gèdres et de Gavarnie. C'est à l'entrée de cette dernière vallée qui, comme on le voit, se dirige du nord au sud que se trouve Saint-Sauveur.

Mais il ne faut pas croire qu'à partir de son origine cette vallée présente dans toute son étendue la même largeur; elle est plutôt constituée, si je puis m'exprimer ainsi, par une gorge étroite et longue qui s'élargit successivement au niveau de Saint-Sauveur, de Gèdres et de Gavarnie, et dont le cirque limite l'extrémité. La partie de cette vallée où se trouve bâti Saint-Sauveur ne présente que d'assez faibles dimensions. Du nord au sud, du pont de Luz au pont Napoléon, où elle se termine, il n'y a guère qu'un kilomètre d'étendue. La largeur est encore moins considérable. Mais si cette vallée est étroite, elle est en revanche excessivement profonde et limitée sur ses parties latérales par deux chaînes de montagnes qui se relient au rameau central pyrénéen, dont elles ne sont du reste que des émanations. La crête n'en est pas uniforme. Çà et là se dessinent des pics nombreux qui portent des noms différents et dont les plus élevés, tels que ceux du Laze et du Bergons, n'ont pas moins de 15 à 1,800 mètres au-dessus du niveau de la mer.

C'est au flanc de l'une de ces chaînes de montagnes, au flanc de celle qui regarde l'orient, que se trouve pittoresquement fixé le petit hameau de Saint-Sauveur.

Situé à mi-côte, à une hauteur d'environ 800 mètres au-dessus du niveau de la mer, il est constitué par une seule et unique rue, formée par des maisons bâties de chaque côté de la route départementale qui de Lourdes conduit maintenant à Gavarnie et qui bientôt, grâce à l'initiative de MM. Achille et Adolphe Fould, mènera jusqu'en Espagne. Ces maisons, éche-

lonnées sur une longueur d'un demi-kilomètre environ, sont principalement groupées autour de l'établissement thermal qui occupe le centre du village. Ces
maisons, qui toutes sont importantes, et qui, pour la
plupart, sont composées de deux ou trois étages, donnent à Saint-Sauveur, lorsqu'on le considère du bas de
la vallée, un air d'opulence qu'on chercherait vainement
ailleurs. On dirait que la nature elle-même s'est ingé-
niée pour fournir à cette hypothèse toute l'apparence
de la réalité. Saint-Sauveur est environné d'une végétation des plus riches ; de grands arbres se montrent çà
et là ; dominant sur tout le pays qu'ils environnent, ils
paraissent en dissimuler une partie aux yeux du specta-
teur. Ajoutez que l'illusion est loin d'être amoindrie
par la présence toute féerique de la chapelle qui, due
à la munificence de l'Empereur, s'élève à l'une des
extrémités du pays. D'un style pur et sérieux à la fois,
elle se détache gracieusement sur le fond sévère qui
l'environne et que forme d'une part, sur le deuxième
plan, cette végétation d'un vert sombre dont je viens de
parler, et de l'autre, sur le troisième plan, des rochers
au teint grisâtre, qui ont conservé l'aspect le plus
sauvage. Au-dessus de Saint-Sauveur, et à quelques
cents mètres du village, se dessine l'établissement de
la Hontalade, sur lequel j'aurai plus tard à revenir.
Cet établissement, de date récente, est entouré de massifs et d'allées tortueuses. Quelques kiosques aux formes
agrestes apparaissent de côté et d'autre, et, vus de
loin, forment avec l'établissement qu'ils environnent
un des plus beaux effets dans le paysage dont Saint-
Sauveur est encadré. On dirait que la nature, dans sa

partialité, a épuisé toute sa vigueur pour doter Saint-Sauveur de verdure et d'ombrage. A partir de l'établissement de la Hontalade, les plantes et les arbustes vont s'étiolant pour disparaître peu à peu à une certaine distance de la crête, qui, à ce niveau, prend le nom de pic du Laze. Dans le fond de la vallée, à 100 ou 150 mètres de la route que borde Saint-Sauveur, coule le Gave, torrent bruyant, tortueux, encaissé par des rives escarpées, et qui divise la vallée en deux parties égales. L'une contient Saint-Sauveur, il vient d'en être question ; l'autre, qui est sur la droite du Gave, ne présente qu'un intérêt secondaire ; on n'y trouve que de rares habitations ou plutôt quelques métairies ; une agglomération de maisons qui forme le petit village d'Asté et qui comprend la maison dite de la Vieille, un des buts de promenade des baigneurs. Cette partie de la vallée est tournée vers l'ouest ; la végétation y est moins vigoureuse que dans l'autre partie, cependant on y constate des plantations de toutes sortes. Bien qu'elle n'offre point assurément tous les avantages que présente celle qu'occupe Saint-Sauveur, elle pourrait être un jour utilisée si la station thermale prenait, comme je l'espère, le développement dont elle est digne ; on pourrait facilement, en y construisant, doubler, quadrupler même l'ancien Saint-Sauveur, qui se réunirait au nouveau par un pont d'une dépense minime, si l'on pense aux ressources que fournirait l'affluence plus grande des étrangers. Mais il faudrait pour cela que l'habitant du pays se persuade bien que pour gagner de l'argent il faut en exposer ; que ce n'est qu'en augmentant chaque jour le confort qu'on peut espérer de lutter avec quelques établissements voisins qui, peut-être moins bien partagés sous le rapport du site, ont du moins sur Saint-Sauveur l'avantage de l'abondance des sources.

Il est de mon devoir de reconnaître toutefois que le confortable dans ces dernières années s'est sensiblement accru à Saint-Sauveur; on ne compte pas moins de trois hôtels considérables, qui sont les hôtels de France, de Paris et des Princes, et qui peuvent à eux seuls loger un assez grand nombre de baigneurs. Les personnes qui désirent plus de tranquillité ou un appartement plus spacieux que celui qu'on trouve dans les hôtels se logent en ville, faisant venir leur nourriture de l'hôtel. Il en est peu qui amènent des domestiques pour vivre chez eux, et ils font bien, car il est difficile de se procurer les substances premières. Il n'y a pas grand choix dans la viande de boucherie; les légumes sont rares et d'assez mauvaise qualité; les maîtres d'hôtel sont obligés de faire tout venir de Tarbes ou de Pau.

Que l'on prenne son logement à l'hôtel, qu'on le prenne dans des maisons particulières, il est en général commode, peu élevé, au second tout au plus, souvent même au rez-de-chaussée.

La plupart des chambres contiennent un lit ordinaire pour la nuit, et pour le jour un lit de repos ou canapé qui sert aux malades à la sortie du bain. Ces logements sont, ainsi que la nourriture, à la portée des fortunes les plus modestes. On peut être couché à l'hôtel et nourri à table d'hôte moyennant la somme de 9 ou 10 fr. par jour. La nourriture à Saint-Sauveur est de 5 à 6 fr. pour deux repas.

On y trouve tous les moyens de transport désirables; pour le service journalier, des chaises à porteurs, des ânes qui viennent vous prendre à domicile et qui vous transportent, à raison d'une faible rétribution, à l'établissement ou à la source de la Hontalade. Pour les courses plus longues, pour les excursions on a des voitures ou des chevaux à volonté. Tout y est tarifé, et l'on sait à l'avance ce que coûtent cheval et voiture pour aller à Gavarnie, à Héas, etc.

Saint-Sauveur possède un bureau de poste et un bureau télégraphique.

C'est à l'extrémité sud du village que se trouve la promenade Eugénie, sur laquelle donnent le parc et l'église, et qui conduit au pont Napoléon, au delà duquel elle communique avec la route qui mène de Luz à Gavarnie.

Tout près de Saint-Sauveur est le parc. Il est vaste et se compose de prairies accidentées, formant des vallées suisses, présentant des monticules dont l'un des plus saillants, situé au centre du parc, supporte une colonne commémorative du passage de la duchesse de Berry. Ces prairies sont rafraîchies par de légers cours d'eau et sillonnées par de nombreuses allées, qui conduisent les unes à l'église, d'autres à la promenade Eugénie, d'autres enfin qui mettent le parc en communication avec le Gave, qu'on peut traverser sur un pont qui est à fleur d'eau, et auquel on n'arrive que

par un chemin taillé dans le roc. L'ombrage y est
épais, dû à des tilleuls touffus dont le nombre est assez
considérable pour ne laisser pénétrer qu'une quantité
de lumière trop faible pour gêner les dames qui vont
y travailler, ou les baigneurs qui y cherchent le repos
et la fraîcheur.

En face de l'une des entrées du parc se voit le
portail de l'église, bâtie parallèlement au Gave et à la
promenade Eugénie, qui la cotoient l'un à droite et
l'autre à gauche. Cette église est tout en pierre du
pays, et tranche par sa couleur blanche sur les teintes
plus foncées, vertes et grises, des arbres et des rochers
environnants. D'une architecture gothique, excessivement simple, elle ne se compose que d'une nef et d'un
portail que domine la flèche, également en pierre;
aussi, tout en louant le bon goût de son architecture,
ne peut-on s'empêcher de regretter qu'elle manque de
bas-côtés; car, telle qu'elle est, elle est trop petite
pour suffire aux besoins de la population thermale. On
ne saurait adresser le même reproche de mesquinerie
ou d'étroitesse au pont Napoléon, dont les proportions
sont véritablement grandioses. Il est composé d'une
seule arche qui ne mesure pas moins de 70 mètres
d'élévation au-dessus du niveau de l'eau et qui n'a
pas moins de 45 mètres de largeur. Les deux extrémités de cette arche s'appuient sur des bases naturelles
formées par les rives rocheuses qui encaissent le Gave.
C'est surtout lorsqu'on le considère du bas de ces rives
que le pont Napoléon apparaît dans toute sa majesté.
Il est tellement élevé qu'il semble n'être alors consti-

tué que par un étroit arc de cercle jeté d'une rive à l'autre ; et cependant, on le sait, il permet le passage de deux voitures de front. C'est à l'une des extrémités du pont, près du chemin de Luz à Gavarnie, que les communes de la vallée ont érigé une colonne en pierre destinée à perpétuer le souvenir du voyage à Saint-Sauveur de l'Empereur et de l'Impératrice. Cette colonne ne présente rien de particulier à signaler ; elle est constituée par un simple fût surmonté d'un aigle dont les dimensions et la pose laissent quelque peu à désirer.

CHAPITRE V

C'est au centre du pays, à égale distance du pont
Napoléon et du pont de Luz, que se trouve l'établissement thermal, qui, d'un côté regardant la route,
de l'autre donnant sur une terrasse, domine le Gave
d'une hauteur d'environ 60 à 80 mètres. Il est à regretter que cet établissement, simple mais coquet, ne
soit pas complétement isolé et qu'il se continue avec les
maisons latérales. Cet établissement est de date récente ;
il n'existe tel qu'il est que depuis la venue de l'Empereur. Avant d'en arriver là, il a subi de nombreuses
métamorphoses, qu'il sera peut-être curieux de rappeler avant de décrire les dispositions qu'il affecte
actuellement.

5

Il paraît avéré que, dès le commencement du siècle
dernier, il existait déjà quelques vestiges d'un établissement de bains ; mais cet établissement n'avait alors, si
l'on en juge d'après les documents de l'époque, qu'une
importance bien faible. Quelques baignoires, une piscine couverte, et près d'elle une maison destinée au
baigneur chargé de la surveillance de la source : tel
est ce qui paraît avoir constitué au début l'établissement de Saint-Sauveur. Il n'y avait point alors de
logement pour les étrangers, qui devaient, ainsi que
Mgr Lary, se loger à Luz. Les améliorations qu'on fit
alors subir à cet ordre de choses paraissent avoir été
bien faibles, puisque à la venue de Bézégua, vers 1750,
il fut, comme l'évêque de Tarbes, obligé d'habiter
Luz. Cette visite fut, on le sait, bientôt suivie d'un
certain engouement pour les eaux de Saint-Sauveur.
C'est pour suffire aux besoins des baigneurs qu'on dut
modifier l'état antérieur des choses ; mais je doute fort
que ces modifications aient été assez considérables
pour que deux ans plus tard, comme le dit Fabas,
Bézégua y ait rencontré « l'agrément, la commodité,
le logement, le service et presque tout le perfection-
nement qui s'y trouve aujourd'hui ». Ce qui m'empêche
d'accorder grande créance à cette assertion, c'est que,
à en juger par les pièces notariées qui relatent les
clauses de l'adjudication des bains de Saint-Sauveur,
faite en 1761 au baigneur Pujot, successeur de Caba-
rou, tout y était encore bien modeste. On y voit cependant qu'il existait déjà, comme dépendance de
l'établissement, quelques logements à l'usage des
étrangers. Il paraît que la vogue des bains de Saint-

Sauveur, loin de s'arrêter, alla toujours progressant et qu'on dut, en 1778, se conformant à l'ordonnance rapportée plus haut, et pour rendre les bains de Saint-Sauveur plus commodes aux gens qui y venaient, apporter quelques améliorations nouvelles à celles déjà suscitées par Bézégua.

L'établissement comprenait alors une dizaine de baignoires, réparties sous des noms différents. Il y avait quatre baignoires dites de la Châtaigneraie ; elles étaient isolées et situées dans des pièces très-obscures, et cependant elles étaient, vu la haute thermalité de leur eau, de toutes les plus courues. Celles qu'on désignait sous le nom de bains de la Terrasse n'étaient pas si recherchées, car la température en était peu élevée ; ce qui tenait, comme on le vit plus tard, au mélange de l'eau thermale avec l'eau ordinaire, par suite des infiltrations voisines. En dehors de ces baignoires, il y en avait deux autres qui formaient ce qu'on appelait les bains de Bézégua, dont le chanoine s'était réservé la jouissance, mais qui bientôt tombèrent, comme les autres, dans le domaine public. Chacun de ces groupes de baignoires, comme celui qui plus tard y fut ajouté par le préfet Chazal en 1808, et qui prit le nom de bains de la Chapelle, dont la température était différente, passait pour être alimenté par des filets d'eau indépendants les uns des autres. Mais les travaux entrepris dans ces derniers temps, et qui furent le point de départ de l'établissement actuel, montrèrent que ces différents filets d'eau, qui tout d'abord paraissaient indépendants, venaient en définitive d'un seul et même filet, qui, à peu de distance du sol, se divisait en plusieurs branches et dont quelques-unes se mélangeant à l'eau naturelle perdaient de leur thermalité. Des fouilles habilement faites permirent d'arriver au Griffon ; ce sont ces diverses ramifications qui, réunies, alimentent l'établissement actuel de Saint-Sauveur. En faisant ces fouilles, on découvrit toutefois qu'un des filets d'eau sulfureuse, dont la température était fort basse, restait indépendant des autres ; on le ménagea. C'est lui qui fournit à la buvette dont on a doté l'établissement.

L'établissement nouveau, commencé en 1830, fut terminé en 1861, dans l'année qui suivit la visite de l'Empereur, par l'adjonction de quelques cabinets nouveaux. C'est aussi vers cette année qu'on refit les réservoirs, dont on augmenta la capacité. Tel qu'il est actuellement, l'établissement ne présente rien de particulier à signaler ; il a la forme d'un carré et donne, ainsi qu'on l'a vu, d'un côté sur le Gave, de l'autre sur la route. Il est constitué par deux corps de bâtiments latéraux perpendiculaires à la route et au Gave et que réunit un troisième corps de bâtiments parallèle à la route. On arrive dans l'intérieur des bâtiments en descendant quatre ou cinq marches ; au centre se trouve une cour carrée, à ciel ouvert, circonscrite sur trois de ses côtés par des galeries couvertes, sur lesquelles donnent les cabinets, et dont le quatrième côté se continue librement avec la terrasse, plantée d'arbres qui la mettent à l'abri du soleil. Sur cette terrasse est une tente où les baigneurs peu-

vent trouver les journaux, les recueils périodiques et
attendre tranquillement l'heure de leur bain. De chaque côté de la porte d'entrée se voient les buvettes.
L'eau sort du mur à une hauteur d'un mètre et tombe
dans une coquille pour de là s'écouler dans le sol.
L'une de ces buvettes, celle de droite, est alimentée
par le filet d'eau dont j'ai tout à l'heure parlé ; la
température de cette eau est de 21 degrés centigrades.
L'eau de l'autre buvette, située en face de celle-ci,
vient de la source qui dessert à la fois les douches et
les baignoires. La température de cette eau, plus élevée
que la précédente, est d'environ 33 degrés centigrades ;
on la prescrit généralement en gargarisme ; elle devient
un adjuvant utile de la douche lorsqu'on a à traiter des
affections pharyngées.

Les cabinets, actuellement au nombre de vingt, sont
inégalement répartis de chaque côté, ce qui tient à ce
que l'adjonction faite en 1861 en a porté le nombre de
quinze à vingt, à l'avantage du côté gauche. Les cinq
nouveaux cabinets qu'on fit à cette époque sont adossés
aux cabinets de l'aile gauche ; ils sont donc disposés de
telle manière que, si l'établissement était isolé vers le
côté nord, ils s'ouvriraient directement sur la nouvelle
voie.

Ces cabinets nouveaux donnent sur une galerie qui
communique avec la cour intérieure ; c'est sur cette
galerie que s'ouvrent également le cabinet de la douche
ascendante et celui de la douche descendante.

Tous ces cabinets, construits sur le même modèle,

sont assez vastes. Quelques-uns ont une espèce de
vestibule qui peut, au besoin, servir au malade pour
se déshabiller, et qui représente un peu grossièrement le si confortable *dressing-room* des établissements thermaux anglais. Les murs sont propres, blan-
chis à la chaux; les baignoires sont en marbre du
pays, à moitié placées dans le sol. Dans chacun de
ces cabinets se trouvent une sonnette et une planche
échancrée qui, s'ajustant sur la baignoire, préserve
les malades des vapeurs sulfureuses qui parfois les
incommodent. A chacune de ces baignoires aboutissent deux conduits amenant, de réservoirs différents,
l'eau dont la température n'est pas tout à fait la
même, ce qui permet d'élever ou d'abaisser à volonté
de quelques degrés la température de l'eau d'un bain.

Les réservoirs d'où partent les conduits sont en avant
de l'établissement et sous la route qui traverse Saint-
Sauveur. Ils sont de capacité différente ; le plus grand
mesure 11 mètres 50 cent. de long sur 2 mètres de large
et 1 mètre de haut ; il communique avec le plus petit,
qui n'a que 9 mètres de long sur 1 mètre de large et
1 mètre de haut ; ce dernier est en rapport direct avec
le Griffon. Chacun de ces réservoirs envoie des conduits,
dont le nombre est de trois à gauche et de deux à droite.
Quelques-uns de ces conduits n'alimentent que deux
cabinets, d'autres en alimentent quatre. C'est à l'éloignement plus ou moins grand du réservoir que tient la
différence que présente la température de l'eau de telle
ou telle baignoire ; cette différence est, du reste, peu
considérable et ne dépasse guère 2 ou 3 degrés centi-

grades; elle varie de 35 à 30 ou 32 degrés centigrades.
Quant à la différence de température que présente
l'eau dans les deux conduits qui arrivent à chaque
baignoire, elle tient à la différence d'origine de chacun
de ses conduits, l'un de ces conduits venant du grand
réservoir, l'autre du petit réservoir, qui est en communication directe avec le Griffon, et qui ne se décharge
dans le grand réservoir que lorsqu'il est trop plein.

C'est par suite de cette disposition que la température du petit réservoir est un peu plus élevée que celle
du grand. Ces réservoirs, hermétiquement clos, sont
en marbre du pays.

Lorsque la dépense d'eau qu'occasionnent les bains
ne répond pas à l'abondance de la source, c'est du
grand réservoir que s'échappe le trop plein, qui coule
au dehors. Ces réservoirs communiquent avec les
baignoires au moyen de tubes en plomb qui n'ont pas
sur la composition de l'eau la fâcheuse influence que
se plaisent à leur attribuer quelques auteurs, puisque
Richardson a récemment prouvé (*Med. times and
gaz*, 1864) que l'eau ne s'altère pas au contact du
plomb quand elle contient des substances salines. Du
Griffon ne part pas seulement le conduit destiné aux
réservoirs : il en part trois autres de dimension moins
forte ; l'un est destiné à conduire l'eau de la douche
ascendante, l'autre celle de la douche descendante ;
un autre, enfin, se rend à la buvette de gauche, dont
j'ai déjà parlé et dont on prescrit l'eau en gargarisme.

Cette eau, qui fournit à la dépense des bains, des

douches et de la buvette à gargarisme, appartient, comme toutes celles du reste qu'on rencontre à Saint-Sauveur, à la classe des eaux sulfatées ; seulement les unes sont sodiques et chaudes, les autres calciques, ferrugineuses et froides.

L'eau dont il est actuellement question et qui alimente les bains appartient à la première espèce ; mais elle se distingue des autres sulfatées sodiques, qui sont assez nombreuses à Saint-Sauveur et dont je dirai quelques mots chemin faisant, par sa haute thermalité et par la plus grande quantité de matière organique qu'elle contient.

L'analyse de l'eau de cette source a été faite à plusieurs reprises ; je ne parlerai pas des analyses hypothétiques et approximatives du dernier siècle, ni surtout de celle de Bézégua qui, pour prouver son action, avait réuni une grande quantité de calculs vésicaux, les avait déposés dans le réservoir pour constater, l'année suivante, la diminution qu'ils avaient pu subir à son contact ; mais si cette analyse est tout aussi insuffisante que celle de Bordeu qui, comme on le sait, classait les eaux de Saint-Sauveur au rang des six grandes eaux sulfureuses des Pyrénéés, il n'en est pas de même des analyses récentes faites par M. Filhol ; aussi ai-je cru pouvoir, en présence d'une si grande autorité, me dispenser de les faire faire à nouveau. Il me suffira donc de citer cette dernière analyse, qui donne une idée aussi complète que possible de la minéralisation de l'eau de Saint-Sauveur.

	gr.	
Sulfure de sodium............	0,0218	
Chlorure de sodium..........	0,0695	
Sulfate de soude.............	0,0400	
Silicate de soude............	0,0704	
— de chaux............	0,0062	Eau
— de magnésie.........	0,0031	
— d'alumine............	0,0070	un litre.
Matière organique............	0,0320	
Acide borique et iode........	Traces.	
	0,2500	

Cette eau est claire, transparente, avec une légère teinte opaline. L'odeur caractéristique en est des plus prononcées. La saveur est légèrement saline. A la sortie du Griffon, il s'en exhale en abondance des gaz qui sont inodores, et qui ne sont autres que des gaz acide carbonique et azote, résultant des combustions qui se font dans les profondeurs de la terre.

La substance désignée tour à tour sous les noms de glairine, de barégine, de sulfuraire, et qu'on rencontre dans plusieurs eaux pyrénéennes, s'y trouve, on le voit, en grande quantité, puisqu'elle atteint le chiffre de 0,0320.

Cette substance, que permet de retrouver l'analyse chimique, ne se distingue point à l'œil nu dans l'eau qui sert aux bains ; on n'en a conscience que par l'onctuosité qu'elle lui communique. Mais, si l'on examine au microscope le résidu de cette eau qu'on a laissé déposer, on y constate des filaments brisés, pâles ou noueux qui présentent des traces d'organisation évidente. Ces filaments ne sont autres que des débris entraînés par l'eau des dépôts de sulfuraire qui se forment dans les conduits ou dans les réservoirs.

L'eau de la source de la buvette contient, comme celle de toutes les sources sulfatées sodiques, une assez grande quantité de matière organique, qui m'a paru plus grande même que celle qui se rencontre dans l'eau de la Hontalade ; c'est en partie, je crois, ce qui la rend d'une digestion plus laborieuse que cette dernière ; ajoutez à cela qu'elle possède aussi une minéralisation assurément plus forte, et vous connaîtrez de suite le motif qui lui fait généralement préférer, en boisson, l'eau de la Hontalade. Mais les raisons que je donne là, et qui ne reposent que sur des expériences personnelles assez grossières, auraient besoin, pour être regardées comme certaines, de recevoir le cachet scientifique. Or, jusqu'à présent, il n'y a pas eu pour l'eau de cette source d'analyse comme pour celle de la Hontalade, qui, pour les résultats thérapeutiques qu'elle donne, jouit à juste titre d'une réputation qui la place immédiatement, comme valeur, après la source chaude de l'établissement communal.

Mais, avant de passer à l'examen des eaux de cette source, qui fournit aux besoins du second établissement que possède Saint-Sauveur, à la Hontalade, il est bon de voir si l'établissement public ne laisse rien à désirer ; or, tout en félicitant les autorités de Saint-Sauveur sur l'agrandissement qu'elles lui ont donné dans ces dernières années, je dois dire qu'il reste encore beaucoup à faire pour qu'il ait toute l'importance à laquelle il a droit. Il serait bon, d'abord, de faire pour l'aile droite ce qu'on a fait pour celle de gauche : de l'augmenter de quelques cabinets. On aurait ainsi la possibilité d'utiliser toute l'eau que débite la source, et qui, sans être abondante, suffit et au delà pour le nombre actuel des baignoires. On donnerait en outre plus de régularité au bâtiment, qu'on pourrait alors isoler complétement des constructions voisines. Cet isolement aurait en outre pour le baigneur l'avantage de lui fournir, sur les parties latérales, des galeries couvertes qu'il ne rencontre maintenant qu'à l'intérieur.

Si le nombre des baigneurs continue à s'accroître, comme tout porte à le croire, il serait bon, pour utiliser la dépense d'eau relativement restreinte de la source de l'établissement, de faire à Saint-Sauveur ce qui existe à l'étranger, dans certaines localités thermales qui ne se distinguent pas par l'abondance des eaux de leurs sources. On pourrait, par exemple, construire une piscine au bas de la terrasse. Cette piscine, dont on ne renouvellerait l'eau qu'une fois par vingt-quatre heures, serait à certains jours réservée aux femmes, et à d'autres occupée par les hommes. Elle ne serait alimentée que par le trop plein des réservoirs, qui chaque nuit s'écoule en grande quantité, les bains ne se prenant que de cinq heures du matin à dix heures du soir. Elle diminuerait d'autant le service des baignoires, qui pourraient continuer à fournir un nombre égal de bains. En supposant même que dans la piscine l'eau perde quelques degrés de chaleur, en admettant que

sa température descende à 25 degrés centigrades,
je suis porté à croire, par quelques expériences personnelles, que cet abaissement de température n'en
altèrerait pas sensiblement les qualités médicamen-
teuses. Peut-être même en augmenterait-on les vertus
curatives, en forçant ainsi le malade à se mouvoir
durant son bain, puisque tous les auteurs qui ont
étudié cette question arrivent à la même conclusion :
c'est que certaines eaux minérales paraissent agir avec
d'autant plus d'énergie que le malade se donne plus de
mouvement dans l'eau ; et, en supposant qu'on n'obtienne pas d'aussi heureux résultats, l'on pourrait toujours se servir fructueusement de l'eau de cette piscine
contre quelques-unes des affections nerveuses traitées
à Saint-Sauveur, et qui réclament une basse thermalité.
Ajoutez que cette piscine aurait en outre l'avantage de
laisser libres un grand nombre de baignoires, et qu'on
pourrait utiliser la construction nouvelle qu'elle néces-
siterait en y plaçant le cabinet de douches qui, actuellement, est loin de rendre tous les services qu'on peut
en attendre. D'abord, il occupe un cabinet qui contient
une baignoire ; ensuite, placé à l'entrée de l'établissement, tout près du Griffon, il doit à ce rapprochement
certaine condition défectueuse qu'il perdrait avec ce
déplacement : ainsi, portée en bas de la terrasse, la
température de l'eau qui l'alimente baisserait assurément de 2 degrés ou 4 degrés centigrades, ce qui est
insignifiant ; mais le jet y gagnerait une force d'impulsion qu'il n'a point actuellement, et qui augmenterait
certainement l'efficacité de la douche. Il y aurait même
avantage à placer dans la piscine elle-même l'appareil

à douche et à reproduire ainsi en France ce que j'ai vu en Angleterre, où le malade peut prendre sa douche à la piscine en même temps que son bain.

Quelques médecins ont exprimé le regret de ne pas rencontrer dans le cabinet de douche la facilité de pouvoir donner à volonté des douches simples ou des douches jumelles ; c'est assurément une lacune facile à combler et qu'il est désirable de voir disparaître, bien qu'à cet égard je ne partage pas l'avis de ces messieurs, et que j'aie pour principe qu'aux eaux thermales il faut se contenter d'utiliser, dans toute leur extension, les ressources que peut fournir cette médication, sans en essayer d'autres, à l'exception, toutefois, d'indications urgentes et formelles.

Une innovation qui, à mes yeux, est d'une importance bien supérieure, je dirais presque capitale, serait l'introduction à l'établissement de Saint-Sauveur de masseurs et de masseuses. Il est extraordinaire qu'on n'ait point encore senti cette nécessité dans un établissement qui réunit, chaque année, un nombre si considérable de névropathes. Ce serait, à mon avis, le moyen de donner à l'action des eaux de Saint-Sauveur un auxiliaire des plus puissants. Le masseur et la masseuse pourraient être, en outre, chargés d'administrer les douches, ce qu'ils feraient plus intelligemment et plus fructueusement que ne le font aujourd'hui les baigneurs et les baigneuses qui, à tour de rôle et sans distinction aucune, sont chargés de cette mission.

CHAPITRE VI

Les qualités que possède l'eau de la source de la Hontalade sont actuellement trop bien établies pour qu'il soit nécessaire de rechercher soigneusement quelle en est l'origine ; qu'il me suffise de dire, pour faire voir son ancienneté, que le mot *Hontalade* signifie en vieux patois basque : source de la fée, et, pour en démontrer toute l'efficacité, de rappeler qu'elle aurait servi, si l'on en croit la tradition, à établir la réputation des eaux de Bonnes. Je n'attache, du reste, qu'une importance secondaire à cette histoire, racontée par la plupart des auteurs qui s'en sont occupés ; bien que cependant elle paraisse authentique, puisque plusieurs personnes dignes de créance et d'un certain âge m'en ont affirmé toute l'exactitude.

Au début, l'eau de la Hontalade n'était administrée qu'à l'intérieur ; la vogue dont elle jouissait contre les dyspepsies de toutes sortes, mais surtout contre les

dyspepsies flatulentes, donna l'idée de la conseiller à
l'extérieur; idée malheureuse, je crois, pour le propriétaire, mais fort heureuse pour le public, attendu
que la réalisation de cette idée a doté Saint-Sauveur
d'un charmant établissement qui, distant seulement
de quelques cents mètres, forme pour les baigneurs
un but de promenade ravissant, où ils vont, matin et
soir, boire l'eau que le médecin leur prescrit. Cet établissement est situé au centre d'une vaste prairie, dont
les allées bordées d'arbres d'essences diverses limitent
des pelouses naturelles; ces allées diverses aboutissent
au bâtiment principal et à la buvette. Ce bâtiment se
compose d'une partie centrale qui forme vestibule, et
qui est surmontée d'un vaste salon où se trouvent un
piano et des journaux que les baigneurs peuvent aller
lire chaque jour, moyennant une modique rétribution.

Ce salon est spacieux, aéré, parfaitement éclairé par
trois vastes fenêtres donnant sur balcon. De ce balcon
on domine une très-grande étendue de pays, Luz et
l'entrée de la vallée qui conduit au Tourmalet, en
passant par Barèges; on peut même apercevoir, aux
beaux jours, le sommet du pic du Midi de Bigorre.
Sur les parties latérales sont les cabinets de bains qui
n'offrent rien de particulier à signaler, et qui ressemblent beaucoup, quant à leur disposition, à ceux de
l'établissement communal.

Le matériel destiné à l'administration des douches
présente peut-être quelque supériorité; mais, sous le
rapport essentiel, sous le rapport de l'eau, cet établissement est d'une infériorité qui, je crois, doit le con-
damner à n'être jamais qu'une succursale de l'établis-

sement communal; car, tout en reconnaissant l'action
curative des eaux minérales dont on élève la température, je ne puis m'empêcher d'avouer que mes études
sur les eaux d'Angleterre me portent à penser que la
modification qu'on leur fait subir amène des troubles
dans leur constitution intime et en change le mode
d'action. Or, c'est précisément ce qui a lieu pour l'eau
de cet établissement, dont on élève la température
pour la prescrire en bains. Il n'y aurait peut-être qu'un
moyen d'en tirer parti, et de conserver à cette eau
toute son efficacité, ce serait d'imiter ce qu'on fait en
Angleterre dans de semblables conditions. A Buxton,
par exemple, où la température de l'eau est à peu près
la même que celle de la Hontalade, on a construit,
non plus des baignoires, mais des piscines privées; le
malade peut, dans ces piscines, se livrer à des mouvements étendus et, conservant le calorique que lui ferait
immanquablement perdre l'immobilité, supporter des
bains d'une assez basse température.

Il deviendrait alors possible, dans ces conditions, de
prescrire cette eau aux malades doués d'une nature
nerveuse, impressionnable, et qui, pour ce fait, ne supportent vraiment bien que les eaux d'une température
très-basse. Si, au point de vue des bains, cet établissement n'est que d'une importance médiocre pour les
malades qui viennent à Saint-Sauveur afin d'y suivre un
traitement thermal, il est utile au médecin pour remplir
certaines indications qui, dans le cours d'une cure,
sont parfois d'une grande importance. Il peut y prescrire
des bains de toute sorte : *simples, gélatineux, aroma-
tiques*, etc. Cet établissement sert enfin parfois au

commencement d'une cure lorsque le patient, d'une susceptibilité excessive, ne peut que péniblement supporter, à l'établissement, les bains d'eau minérale pure ; il faut alors procéder avec prudence et lui prescrire, à la Hontalade, un bain d'eau minérale coupée, suivant sa force et la nature de sa maladie.

Derrière l'établissement de bains est un immense rocher avec enfoncement. C'est de cet enfoncement que la source jaillit. Le jet en est continu et tombe dans une espèce de coquille en pierre, sur les parois de laquelle se déposent de nombreuses parcelles de soufre, d'iode...L'eau est claire, aérée, transparente et prend dans la coquille une teinte légèrement opaline. Elle est peu désagréable au goût et d'une température d'environ 22 degrés centigrades. L'eau de cette source, bien souvent analysée, a été de la part de M. Filhol l'objet de recherches spéciales et récentes ; je ne puis mieux faire que de rapporter ici les résultats qu'elles lui ont donnés :

	gr.	
Sulfure de sodium............	0,0199	
Chlorure de sodium...........	0.0780	
Sulfate de soude............	0,0430	
Silicate de soude............	0,0701	
— de chaux............	0,0054	Eau
— de magnésie..........	0,0028	
— d'alumine...........	0,0060	un litre.
Matière organique............	0,0310	
Acide borique, iode.........	Traces.	
	0,2562	

Ces résultats, comme on le voit, diffèrent peu de ceux que fournit l'analyse de l'eau prise à la source chaude de l'établissement communal. Je signalerai, toutefois, une diminution dans la quantité de matière organique. Ce qui, outre la différence de température, explique peut-être la tolérance plus grande de cette eau par l'estomac. C'est à sa basse thermalité, qui est de 21 degrés cent., que cette eau, si efficace contre les dyspepsies, doit la propriété de pouvoir supporter le déplacement sans s'altérer d'une manière notable. Aussi en fait-on chaque année de considérables envois.

Cette source, qui alimente et la buvette et les bains, n'est pas la seule que possède l'établissement de la Hontalade. Il suffit de gravir quelque peu le rocher pour trouver de nombreux filets d'eau qui déposent de la matière organique, mais qui se mélangent à des courants d'eau naturelle. Peut-être pourrait-on, à l'aide de quelques travaux, et, lorsque le besoin s'en fera sentir, réunir en un seul et unique filet toutes ces fuites d'eau qui très-probablement ont une même origine.

Outre ces sources qui appartiennent à l'établissement communal et à celui de la Hontalade, et qui suffisent largement aux besoins actuels, il est à Saint-Sauveur d'autres sources sulfatées sodiques qui ne sont pas moins riches en substances minérales et en matière organique que celle de la Hontalade, et dont la température est à peu près la même. Ces sources, encore délaissées, pourraient être utilisées, le cas échéant : telle est la source dite de la maison Dufau. Il est même à regretter que cette source soit ainsi dédaignée, lorsque le propriétaire pourrait, à bien peu de frais, en tirer parti. En effet, située dans le pays même, à deux pas de l'établissement, en face de l'hôtel de France, elle ne manquerait pas d'être recherchée par les malades qui, souvent débiles, répugnent à l'ennui de monter à la source de la Hontalade et qui, pour éviter cette fatigue, se font apporter à la maison l'eau qu'ils devraient boire à la buvette. En prenant l'eau à la source Dufau, dont l'analyse n'a pas encore été faite, mais qui me semble, en grande partie, posséder les qualités de l'eau de la Hontalade, dont elle a presque la température, ils auraient du moins l'avantage d'user d'une eau que n'a point altérée le transport ; car on sait que le transport, quelque rapide qu'il soit, est souvent fatal à l'eau sulfureuse dont la délicatesse est extrême.

Il serait loin d'être aussi facile d'utiliser la source de Bué, que M. le docteur Fabas préconise contre certaines affections de poitrine, attendu que cette source est située à une certaine distance de Saint-Sauveur. D'une température inférieure, n'ayant guère que 17 degrés centigrades, l'eau de cette source présente une particularité assez remarquable : elle contient une assez grande quantité de fer, sans doute à l'état de crénate, ainsi que paraît l'indiquer l'analyse de M. O. Henry.

Bicarbonates terreux........		
Sulfates de soude et de chaux. } 0,385		Eau
Chlorure de sodium.........		
Oxyde de fer, sans doute à l'état		un litre.
de crénate.................... 0,015		

CHAPITRE VII

Les sulfatées calciques qu'on rencontre à Saint-Sauveur, ou plutôt dans les environs, sont des eaux froides qui doivent leur athermalité soit à leur mélange avec des eaux pluviales, soit à la longueur de leur parcours, soit à leur mode de formation. Elles constituent le deuxième groupe d'eaux minérales que possède Saint-Sauveur. Elles résultent fréquemment de la décomposition que subissent les pyrites, en contact avec l'air atmosphérique et l'eau pluviale. Elles filtrent à travers les terrains schisteux qui forment le fond du sol de Saint-Sauveur et s'y chargent des principes calcaires et ferrugineux qu'elles contiennent en abondance. Le fer s'y trouve habituellement à l'état de carbonate ou de crénate, rarement à l'état de sulfate. Elles apparaissent tantôt sous forme de rosée qui suinte des rochers qu'elles colorent en jaune, tantôt elles s'écoulent en jets à la surface du sol. Le nombre en est grand ; mais toutes ne sont pas également utiles. Il en est beaucoup qui sont trop chargées de substances minérales pour que l'estomac les tolère et pour que l'économie retire de leur usage tout le profit désirable.

Les sulfatées calciques ferrugineuses qu'on utilise sont au nombre de trois. Ce sont les sources de Viscos, de Saligos et de Conques. La source de Conques est la plus éloignée de Saint-Sauveur. Elle est perdue dans la montagne qui sépare la vallée de Saint-Sauveur de celle de Cauterets. Les autres, plus rapprochées, sont situées près des villages dont elles portent les noms, et qui s'échelonnent de chaque côté de la route qui conduit du pont de la Reine à Saint-Sauveur. Ce n'est qu'accidentellement, comme but de promenade, que les malades se rendent à l'une de ces sources ; car on ne prescrit pas d'en boire l'eau sur place, d'abord parce que ces sources sont trop éloignées de Saint-Sauvenr, ensuite parce qu'il est préférable d'en faire boire l'eau à l'heure des repas, l'assimilation en étant plus facile et ce mode d'administration n'entravant en rien la marche du traitement sulfureux qui constitue toujours la partie majeure de la médication. Ces eaux ne sont, en effet, que de puissants auxiliaires que l'on conseille avantageusement aux personnes qui, depuis longtemps en proie à de nombreuses manifestations, ou à des affections locales rebelles, sont peu à peu tombées dans un état de cachexie ou plutôt d'anémie des plus prononcés.

Ces eaux ne présentent dans leur composition que des différences peu tranchées ; aussi me suffira-t-il

pour en donner une excellente idée de mettre sous
les yeux du lecteur les résultats que celles de Viscos
ont donnés à l'analyse :

Acide sulfhydrique... non appréciable.
Sulfate de calcium ...   *Id.*
Sulfates de soude et de chaux... 0,320
Bicarbonates de chaux....... } 0,120
Chlorure de sodium......... }
Silicate de chaux.......... } 0,099
 —   d'alumine.......... }
Matière organique avec fer..... 0,020
                              ———————
                                0,550

Eau un litre.

O. HENRY.

Il est rare que l'estomac ne les tolère pas toutes ;
si cependant il manifestait pour l'une d'elles quelques
répugnances, ou plutôt s'il se produisait quelques
troubles digestifs, il faudrait en essayer une autre ; car,
bien que la composition en soit à peu près la même, il
existe toujours entre elles quelques différences dans les
quantités et dans la nature des substances minérales
qu'elles renferment. C'est ainsi que celle de Viscos
contient un peu moins de fer que celle de Saligos et
de Conques, et qu'au lieu de carbonate de fer on
y trouve du crénate, substance ordinairement plus
assimilable que le carbonate ou le sulfate.

L'eau de ces sources est transparente, sans odeur et
presque sans saveur. Ce n'est qu'à grand'peine qu'on y
décèle un peu de l'astringence caractéristique des eaux
ferrugineuses, ce qui tient sans doute à la faible quantité de fer qu'elles renferment.

Outre ces sources qui se prescrivent en boisson, il en est une quatrième appartenant à la même classe qui laisse échapper de l'acide sulfhydrique et qui a pour base des carbonates et des chlorures sodiques; c'est la source de Visos. Elle jouit d'une assez grande célébrité. On l'emploie comme topique, pour combattre les plaies et les ulcères chroniques.

CHAPITRE VIII

Pour prendre les bains, toutes les heures sont bonnes, pourvu qu'on s'astreigne aux règles que prescrit l'état de l'estomac. Les heures du matin doivent être cependant, lorsqu'on le peut, choisies de préférence. Pris dans la matinée, les bains ont l'avantage de laisser au malade la possibilité de disposer à son gré de l'emploi de la journée, et, de plus, ils paraissent emprunter aux conditions au milieu desquelles on en fait usage une action curative peut-être un peu plus efficace. Le matin, il n'y a pas cet état de surexcitation qu'on rencontre fréquemment le soir ou dans l'après-midi, et qui s'explique très-bien par le travail digestif et par le mouvement qu'on a pris, par les émotions morales qu'on a pu ressentir. L'économie alors est moins facilement impressionnée par l'action des bains que dans l'état de calme qui existe au moment du lever, alors que toutes les fonctions physiologiques sont, pour ainsi dire, au repos. Mais il n'est pas toujours facile, au fort de la saison, de jouir de cet avantage ; aussi est-il nécessaire, en attendant son tour, de prendre dans la journée une heure qui ne gêne pas la régularité des repas et qui ne mette pas obstacle aux promenades que réclame l'état du malade, pourvu toutefois qu'à cette heure se trouve un bain qui remplisse la prescription médicale ; car il ne faut point oublier que les cabinets n'ont pas la même température, que cette température varie suivant la distance qui sépare le cabinet du réservoir.

C'est au début d'une cure thermale qu'il faut, si l'on veut la conduire heureusement à terme, agir avec la plus grande prudence, et c'est au médecin seul qu'il appartient de juger de la marche à suivre. Bien que je ne sois pas partisan exclusif d'un traitement préliminaire, je dois dire qu'il est des cas où l'état du malade le réclame hautement. Il consiste alors en repos, en purgatifs légers. Parfois, il est bon de faire usage d'un vomitif. On ne peut, du reste, poser à cet égard aucune formule. Le plus souvent, toutefois, le traitement thermal se prescrit de suite. C'est au médecin qu'il appartient encore de fixer la durée des premiers bains, durée qui varie suivant la nature de la maladie et la susceptibilité du malade. Règle générale, il est bon de commencer par des bains de courte durée, de 15 à 20 minutes au début ; souvent même, chez les femmes délicates, il sera bon de ne prendre d'abord les bains que de deux jours l'un. En s'astreignant servilement à suivre les conseils du médecin, seul juge en pareille matière, on évitera les dangers que peut amener une trop grande précipitation, et dont le moindre est d'éterniser le séjour des malades à Saint-Sauveur. Il faut bien se persuader que la médication thermale est des plus actives ; elle peut déterminer dans l'économie, lorsqu'elle est mal dirigée, des troubles qu'il est souvent difficile de faire disparaître, et parfois elle provoque des accidents irrémédiables dont il me serait facile de rapporter ici d'assez nombreux exemples.

La durée du bain ne doit être que progressivement portée à 30 minutes. Ce n'est que rarement qu'elle dépassera ce laps de temps.

En atteignant trop brusquement cette limite, et à plus forte raison en la dépassant, on s'expose à voir surgir les troubles inséparables de toute réaction incomplète et insuffisante. Le sentiment de froid prolongé, prélude ordinaire de complications thoraciques, et trop souvent lié, dans les stations thermales, à l'usage des bains de trop longue durée, est à Saint-Sauveur d'autant plus à redouter que les malades qui s'y rendent sont d'une nature impressionnable et délicate. Il est même des personnes qui, ne restant dans leur bain que 15 à 20 minutes, n'échappent à ces complications qu'en remplaçant, au bout de quelques instants, l'eau déjà refroidie par de l'eau nouvelle et plus chaude. Quelques malades, cependant, font exception à cette règle ; ce sont ceux qui sont atteints d'affections vésicales, affections qui paraissent surtout s'améliorer sous l'influence de bains prolongés de 40 à 45 minutes; mais ici encore il y a de nombreuses réserves à faire, attendu que, par suite de la longueur de ces affections, la constitution de ces malades, en apparence très-forte, a subi de violentes secousses. Aussi doivent-ils s'enquérir près du médecin de la marche qu'ils ont à suivre, s'ils ne veulent pas s'exposer à de cruelles déceptions.

Les bains de courte durée, au début d'une cure, n'ont pas seulement l'avantage de mettre le malade à l'abri de complications thoraciques ou autres, ils préviennent aussi le retour de manifestations diathésiques de nature diverse (goutteuse, rhumatismale...), qu'il est si fréquent de voir apparaître dans le cours d'une cure d'eau thermale, surtout lorsque le traitement est mal dirigé, et de plus ils lui laissent la force d'arriver régulièrement jusqu'au terme de cette cure sans éprouver trop d'épuisement. On n'a point alors à déplorer ces malaises si variés qui jettent les malades dans le découragement, et qui les font douter de l'efficacité des eaux.

Lorsque, malgré toutes ces précautions, apparaissent quelques complications, quelques manifestations de maladies diathésiques, il faut sur-le-champ suspendre le traitement thermal et les combattre par les moyens thérapeutiques ordinaires. On ne doit reprendre le traitement thermal que lorsque tout malaise a disparu. Mais, outre ces malaises, étrangers à la cure thermale, il en est qui se présentent en dehors de toute imprudence, en dehors de toute maladie diathésique, et qui tiennent à l'action même de l'eau. Ces malaises ne sont pas constants, comme le pensent quelques auteurs, et l'on peut tirer tout le profit voulu d'une cure thermale sans qu'elle ait présenté aucun de ces accidents. Je dirai plus, c'est que je crois que c'est à les éviter que doit viser tout le savoir du médecin ; l'absence de ces troubles dénote chez la personne qui prend les eaux une tolérance parfaite, et par suite une aptitude très-grande à profiter de leurs vertus curatives. Toutefois, je dois avouer que la plupart des malades, dont le médecin ne peut souvent qu'imparfaitement connaître le tempérament, malgré l'attention la plus grande, éprouvent à Saint-Sauveur, comme à toutes les autres stations thermales, quelques-uns de ces troubles qu'on décrit sous le nom de fièvre thermale et dont j'aurai plus tard l'occasion de parler. Le mode d'administration des bains peut varier, pour le même individu, d'une année à l'autre. Tel individu, qui l'année précédente supportait des bains à 34 degrés centigrades, ne peut sans préjudice, l'année suivante, en prendre de semblables. Tel autre devra en augmenter ou en diminuer la durée. Ce sont les modifications survenues dans l'affection dont le malade est atteint qui seules peuvent indiquer au médecin les changements que doit subir le traitement de l'année précédente.

Au sortir du bain, et pour se réchauffer, les malades débiles et peu marcheurs doivent rentrer au logis, se jeter sur leur lit, ne se couvrant que légèrement pour ne point exagérer la réaction et ne pas faciliter le développement de quelque congestion. Mais, lorsqu'ils le peuvent, ils font utilement de chercher à rappeler la réaction par le mouvement, et de se rendre par exemple à la Hontalade pour boire l'eau que leur prescrit le médecin, lorsqu'il les soumet, en même temps, au traitement interne et au traitement externe.

Les douches, comme les bains, ne se prennent qu'à une certaine distance des repas, une heure avant, trois heures au moins après. Ces douches ne présentent rien de particulier dans leur administration, ou plutôt leur application offre des variétés trop grandes pour qu'il me soit permis d'entrer ici dans tous les détails. Qu'il me suffise de dire que l'établissement de Saint-Sauveur possède des douches descendantes dont on peut à l'infini modifier le jet, et l'administrer tantôt sous forme de douches locales en filet pour les fosses nasales et pour le pharynx, tantôt sous forme de douches générales en pluie, en jet pour la surface du corps ; qu'il existe une douche ascendante dont on peut, suivant le besoin et sur les indications du médecin, varier la force et qu'on emploie contre les hémorrhoïdes et les affections utérines. Il est enfin une disposition hydrothérapique dont je n'ai point encore parlé et que je ne saurais trop louer, vu les nombreux services qu'elle m'a rendus. Il existe dans chaque baignoire un ajustage qui permet aux femmes, à l'aide d'un tube flexible, de prendre des injections vaginales pendant la durée de leurs bains.

A l'exception de ces injections vaginales, dont la pression est très-faible et qui se prennent dans le bain, les douches locales ou générales, ascendantes et descendantes, se prescrivent ordinairement à d'autres heures que le bain; parfois même elles constituent tout le traitement pour les personnes qui ne peuvent supporter les bains, et qui viennent pour une affection locale réclamer le bénéfice des eaux. Ainsi, il y a des malades auxquels on ne prescrit que des douches pharyngiennes; ils doivent alors ne les prendre qu'à une certaine distance de leur repas, car elles déterminent fréquemment des nausées et même des efforts qui, peu de temps après le repas, entraîneraient bien certainement l'expulsion des matières contenues dans l'estomac.

Lorsque le traitement externe consiste en bains et en douches, on fait en sorte que le malade prenne son bain le matin, sa douche dans l'après-midi. On se trouve bien de cette manière d'agir, et l'on évite ainsi la fatigue que causerait l'emploi trop rapproché de ces deux genres de médication. Il est même nécessaire de se contenter parfois de prendre une douche un jour, un bain le lendemain. Il en est cependant qui peuvent impunément supporter en même temps et le bain et la douche; dans ces cas, je me suis toujours très-bien trouvé de faire suivre le bain par la douche; il m'a toujours été plus facile ainsi d'obtenir la réaction, qui se fait généralement longtemps attendre lorsqu'après avoir pris la douche on se plonge daus le bain.

L'état de la plupart des malades qui viennent à Saint-Sauveur réclame l'usage du traitement interne et du traitement externe. Ce sont des femmes épuisées, délicates, atteintes de troubles utérins; des hommes souffrant depuis longtemps de catarrhes vésicaux, de blennorrhées chroniques, de pharyngites granuleuses, affections qui ne sont que le retentissement de maladies plus générales ; des enfants lymphatiques ou légèrement scrofuleux. Or, chez toutes ces personnes, il est rare que l'organisme entier ne soit pas dans un état de souffrance et que les fonctions digestives aient conservé toute leur intégrité. Aussi est-il de première nécessité, tout en s'adressant à ces troubles divers par des bains, des douches, de chercher à rétablir les fonctions plastiques par l'usage de l'eau à l'intérieur, d'autant plus que l'usage a prouvé que, donnée dans ces conditions, l'eau de la Hontalade était d'une efficacité presque constante. On la prescrit à la dose d'un verre ou deux par jour, quelque temps avant le déjeuner et le dîner, lorsqu'on se propose de combattre certains troubles dyspeptiques primitifs ou consécutifs à un état maladif général dont ils constituent alors la principale manifestation ; mais si c'est pour modifier la constitution toute entière qu'on prescrit l'eau de la Hontalade, il est préférable d'en faire boire aux malades une plus grande quantité, trois ou quatre verres, dans le courant de la journée, sans les astreindre à les prendre peu de temps avant les repas. C'est à la source qu'il faut aller boire cette eau ; on évite ainsi les altérations que peut lui faire subir le transport, et de plus on en facilite la digestion par le mouvement qu'on est obligé de se donner pour rentrer à la maison. Lorsqu'on ne peut la supporter pure, lorsqu'elle détermine quelque pesanteur à l'estomac, quelque douleur de ventre, il faut la mélanger avec un sirop quelconque, mais de préférence avec un sirop tonique, le sirop d'écorce d'oranges amères, par exemple, puis peu à peu diminuer la dose du sirop, pour arriver à boire l'eau, si faire se peut, à l'état naturel.

Au début, il est bon de ne pas faire marcher de front le traitement interne et le traitement externe. On commence tantôt par les bains, d'autres fois par les boissons; ce n'est qu'au bout de quelques jours qu'on les prescrit en même temps, faisant cesser, tantôt l'usage des bains, tantôt l'usage de l'eau, suivant la nécessité du moment. C'est l'eau de la Hontalade qui m'a rendu, comme boisson et dans les conditions sus-énoncées, le plus de services. Ce n'est que dans des conditions exceptionnelles que j'ai prescrit l'eau puisée aux buvettes de l'établissement, attendu que celle de gauche fournit une eau que sa haute thermalité rend indigeste et qui ne s'emploie que comme topique. Quant à l'eau que donne la buvette de droite, bien que sa température soit à peu près la même que celle de l'eau de la Hontalade (21 degrés cent.), j'ai dû renoncer à l'employer, les résultats étant bien loin d'être aussi satisfaisants que ceux que donne l'eau de cette dernière source.

Les repas se règlent sur l'heure des bains. On en fait généralement deux par jour : un à dix heures du matin, l'autre à six heures du soir. On doit proscrire les aliments de haut goût, mais surtout les acides, sous quelque forme qu'ils soient ; car ils constituent un contre-sens avec la médication alcaline à laquelle on se soumet en prenant les eaux de Saint-Sauveur. Il y a plus, c'est que, comme il est prouvé qu'une trop grande acidité du suc gastrique ramène à l'état naturel le soufre qui constitue le sulfure de l'eau qu'on boit, il est parfois nécessaire de conseiller aux personnes dyspeptiques qui ont de la tendance à avoir des aigreurs de couper l'eau sulfureuse qu'elles boivent avec de l'eau de Vichy. La nourriture ne doit jamais être prise en trop grande quantité; on doit, autant que faire se peut, ménager la susceptibilité de l'estomac et des intestins, susceptibilité déjà mise en jeu par le traitement. Aussi faut-il se garer avec soin de l'entraînement qui ne manque pas d'exister lorsqu'on mange à table d'hôte. Un repas trop copieux, pris le soir, détermine fréquemment, lorsqu'il est suivi d'une digestion laborieuse, l'apparition de certains accidents fébriles. Ces accidents, qui sont sous la dépendance de la médication thermale et qu'on peut éviter à force de précautions, ne demandent pour se produire qu'un trouble léger de l'état physiologique normal.

Bien que le choix des aliments soit assez varié sur les tables de Saint-Sauveur, il en est quelques-uns qui laissent à désirer. Le bœuf y paraît trop rarement, et les légumes n'y sont peut-être pas toujours de premier choix, ce qui tient à la difficulté qu'on éprouve à se les procurer.

Le vin d'ordinaire y est assez bon; c'est un vin du Gers ou du Bordelais dont l'usage, sauf quelques indications particulières, peut parfaitement entrer dans le régime habituel des malades. Il supporte très-bien l'eau que le malade doit boire à ses repas, s'il ne veut pas s'exposer aux complications qui trop souvent viennent entraver toute cure thermale.

L'eau dont on se sert est de l'eau de puits. Il serait imprudent de boire de l'eau du Gave, qui n'est que de l'eau résultant de la fonte des neiges et qui ne contient pas tous les éléments constitutifs d'une bonne eau digestive. Il est même quelques personnes qui se trouvent incommodées par l'eau de puits et qui ne peuvent la supporter qu'à l'état d'eau panée. Je ne sais point trop quel est le changement qu'a subi l'eau sous cette forme, elle s'est sans doute chargée de quelques-uns des principes de la fécule ou du gluten ; mais, comme j'ai été à même de constater les bons effets qu'elle produit, je suis le premier à la conseiller lorsque l'état du malade le réclame. Lorsqu'on a quelques indications spéciales à remplir, lorsqu'on se trouve en présence d'une personne qui, en dehors des manifestations qui l'amènent à Saint-Sauveur, présente tous les caractères d'une anémie profonde , on profite de la richesse du pays en sources ferrugineuses ; on en prescrit l'eau pendant les repas, tout en en surveillant les effets avec la plus grande attention.

Il ne faut pas oublier que la température, à Saint-Sauveur, présente parfois de grandes variations ; qu'il n'est pas rare de voir le thermomètre, qui dans la journée atteignait 24 à 25 degrés centigrades, descendre le soir à 15 ou 16 degrés. Aussi doit-on, lorsqu'on se rend à cette station, se munir de vêtements chauds qu'on puisse vêtir au besoin.

Les données que fournissent la nature du sol et la position topographique de Saint-Sauveur permettent, jusqu'à un certain point, de se rendre compte des brus-

ques changements qu'on y constate dans la température,
lorsqu'on vient à la comparer aux différentes heures de
la journée, dans la matinée, vers le milieu du jour ou
dans la soirée. La vallée de Saint-Sauveur est excessivement étroite, très-profonde; le soleil ne s'y montre
qu'à une heure avancée du jour et disparaît longtemps
avant la nuit. Il n'a donc sur la vallée d'action réelle
que pendant le temps qu'y pénètrent ses rayons; mais
alors il en élève d'autant plus la température que cette
vallée est plus étroite et que le terrain sur lequel repose
Saint-Sauveur en réfléchit davantage la chaleur en
tous sens. Il est donc prudent pour le malade d'éviter
une chaleur aussi intense et de ne sortir qu'à l'heure
du coucher du soleil. Cette heure, qui n'est, du reste,
que relative, arrive de bonne heure à Saint-Sauveur,
qui, comme on le sait, regarde l'orient, et qui, par
conséquent, est abrité contre les rayons du soleil cou-
chant par des montagnes élevées.

Lorsque le soleil a disparu, il n'a plus, sur les
conditions atmosphériques de la vallée, qu'une importance à peu près nulle; les influences deviennent toutes
locales et tiennent en grande partie à la nature du sol
et à sa configuration. Le pays est, on le sait, sillonné
en tous sens de cours d'eau qui, tombant du sommet
des montagnes environnantes, s'échauffent au contact
du sol et de l'atmosphère qu'ils refroidissent; c'est
lorsque le soleil a disparu que cette cause de refroidissement agit avec le plus de force; elle est une des
puissantes causes de la fraîcheur des nuits; c'est à l'é-
vaporation continuelle de ces nombreux cours d'eau

qu'est également due l'énorme quantité de vapeur d'eau que contient l'atmosphère; mais cette cause du refroidissement est loin d'être la plus importante. C'est à la rapidité avec laquelle se produit le rayonnement du calorique qu'il faut surtout rapporter le brusque abaissement de température qui, vers le soir, survient dans l'atmosphère. A peine le soleil a-t-il cessé de donner sur Saint-Sauveur que les terrains qui lui servent de base, formés de schistes et trop bons conducteurs, perdent le calorique absorbé dans la journée. Une fois refroidis, ils déterminent, en peu de temps, dans l'atmosphère environnante un abaissement de température bientôt suffisant pour produire des rosées qui commencent à tomber dès la chute du jour. Ces rosées sont très-abondantes et ne se dissipent que fort tard dans la matinée, les rayons du soleil ne se faisant guère sentir, dans la vallée, avant neuf ou dix heures. C'est pour éviter le froid produit par ce brusque changement de température, qui doit être d'autant plus redouté qu'il s'accompagne toujours d'un certain degré d'humidité, que le malade doit faire en sorte de ne pas prolonger sa promenade au delà de huit à neuf heures le soir. C'est pour la même raison que le matin il fera bien d'attendre pour sortir que le soleil ait dissipé en partie la rosée, en élevant la température du sol et celle de l'atmosphère.

C'est donc le matin à partir de neuf heures jusqu'à midi, et le soir depuis trois heures jusqu'à huit heures, que les valétudinaires peuvent sans danger respirer l'air de Saint-Sauveur. C'est ce temps qu'ils doivent consacrer à leur promenade. Il est rare, même lorsqu'il survient des pluies pendant ce laps de temps, qu'elles s'opposent à leur sortie ; d'abord, parce qu'elles sont généralement fort courtes en juillet et en août ; ensuite, parce qu'elles ne surviennent guère alors qu'à la suite d'orages, et que, lors même qu'elles sont exceptionnellement abondantes, l'imperméabilité du sol, empêchant l'eau de traverser, facilite l'évaporation, qui se fait rapidement, de sorte qu'il suffit de quelques instants pour que les chemins deviennent praticables aux chaussures les plus délicates et pour que le malade puisse respirer le grand air sans aucun danger.

Les promenades journalières faites à pied, souvent à cheval ou à âne, lorsque la nature de la maladie le permet, sont d'une importance majeure. Elles augmentent l'activité fonctionnelle des différents systèmes et tiennent l'organisme constamment en éveil. Elles sont d'autant plus utiles à Saint-Sauveur, je dirais presque indispensables, qu'on n'a guère affaire qu'à des personnes considérablement épuisées, et dont l'économie entière est mise en jeu par la maladie.

Les promenades ne doivent jamais être au-dessus des forces du malade. Il faut éviter avec autant de soin l'excès d'exercice musculaire que l'excès d'alimentation. Il existe, du reste, aux environs de Saint-Sauveur des buts de promenade appropriés à tous les besoins.

Il en est qu'on peut faire tous les jours et à pied, sans grande fatigue ; ce sont les promenades habituelles qui précèdent ou suivent le repas du soir, car la matinée est trop bien employée ponr qu'on puisse y trouver le temps de la promenade. La plus fréquentée de toutes les promenades est celle qui consiste à faire le tour de la vallée de Saint-Sauveur, et dont la durée est d'environ trois quarts d'heure à une heure. Cette promenade est de facile exécution et ne demande qu'une assez faible dépense musculaire. Les chemins sont parfaitement entretenus, munis de bancs et presque partout ombragés ; ils longent le Gave, dont l'évaporation y entretient une fraîcheur toujours fort agréable.

Pour varier un peu la monotonie de cette promenade, de toutes la plus fréquentée, on en a d'autres qui se recommandent, à divers titres, et qu'on peut faire sans beaucoup plus de fatigue. Je ne connais rien de plus agréable à parcourir que le chemin qui mène de Saint-Sauveur à Luz, et qui durant deux kilomètres traverse de riches prairies entourées de vigoureux peupliers. C'est, du reste, une des premières promenades que fait l'étranger, désireux de voir Luz, petite ville charmante de 2,500 à 3,000 habitants, et qui renferme des ruines historiques, bien dignes d'intérêt.

Il n'est pas de chemin plus pittoresque que celui qui conduit au pont de Scia, distant de Saint-Sauveur d'environ 3 kilomètres. Ce chemin, qui mène également à Gèdres et à Gavarnie, est, dans toute sa longueur, encaissé par des montagnes élevées, taillées à pic et d'un caractère fort imposant. Ce chemin tortueux, comme celui qui relie la vallée de Luz à celle d'Argèles, cotoie le Gave, qu'il domine parfois d'une hauteur considérable, et dont il n'est séparé que par un simple parapet. Les montagnes qui courent de chaque côté sont plus arides que toutes celles qui circonscrivent la vallée de Saint-Sauveur. C'est à peine si l'on y voit quelques amas de buis, quelques bois de sapins; quelques cascades, qui se jettent dans le Gave, sont seules à animer ces paysages, qui portent l'âme au recueillement et à la méditation. Les personnes les plus faibles peuvent tenter à pied ces différentes promenades; mais il en est d'autres qui, sans être très-éloignées de Saint-Sauveur, sont un peu plus fatigantes, par cela seul que le chemin en est plus accidenté, ou que le but à atteindre est à une certaine élévation. Telle est la promenade qui mène au village de Sasos, d'où l'on aperçoit le commencement de la vallée de Barèges. Telles sont encore celles qui conduisent à la source ferrugineuse de Viscos et au plateau sur lequel est bâtie la chapelle de Solférino, élevée en l'honneur d'un ermite mort en cet endroit, et d'où l'on domine à la fois d'un côté Luz, de l'autre Saint-Sauveur. Il est encore une promenade assez facile à faire, c'est celle qui consiste à visiter la maison, dite de la Vieille, ainsi nommée en souvenir de la longévité de la propriétaire actuelle et de son aïeule immédiate; on y va boire du laitage et manger des crêpes. Cette maison, située en face de Saint-Sauveur, est à mi-côte, sur l'un des chemins qui conduisent au Bergons.

Les excursions plus lointaines ne manquent point aux environs de Saint-Sauveur, qui même, sous ce rapport, est richement partagé. Ce sont d'abord celle de Barèges, à 8 kilomètres de Saint-Sauveur, et à 16 kilomètres celle de Cauterets, qui toutes deux se recom-

mandent assez d'elles-mêmes sans qu'on ait besoin de
faire ressortir l'intérêt que présente une visite à ces
importantes stations thermales; puis celle de la vallée
de Saint-Savin, si renommée par l'antiquité de ses sou-
venirs, et qui conserve encore les traces de l'abbaye
qui disparut en 1789. Saint-Savin est le pays de la
zone pyrénéenne centrale qui contient le plus de goî-
treux, sans qu'il soit possible de trouver, dans la situation du pays, ou dans les conditions hygiéniques de
l'habitant, la cause de cette particularité. Ce petit pays
est situé à 2 kilomètres environ de Pierrefitte.

La rampe qui de Pierrefitte mène à Saint-Savin est
praticable aux voitures et, dans une partie de son
trajet, ombragée par des châtaigniers de la plus vigoureuse venue. A une certaine hauteur cesse ce rideau
de verdure; le visiteur peut alors contempler sur sa
droite, à une hauteur d'environ 200 mètres, la vaste
vallée d'Argèles, qu'animent de nombreux villages,
des cultures et des plantations d'espèces les plus variées.

Saint-Savin commande à cette immense vallée, qui
vient mourir brusquement à ses pieds. La situation
qu'il occupe explique l'importance dont il a joui à
l'époque des invasions. Bien qu'il ait, à la chute de
l'abbaye, perdu une grande partie de son intérêt,
ce petit pays en conserve encore assez pour mériter
d'être visité. L'église paroissiale, assez bien conservée,
est un débris de celle de l'abbaye. Elle contient, entre
autres choses, des peintures qui remontent aux premiers temps de la peinture à l'huile, et qui repré-

sentent la vie de saint Savin ; des grisailles qui, pour
être un peu plus récentes, n'en sont pas moins cu-
rieuses ; un jeu d'orgues fort ancien ; un bénitier en
fer, datant du viie ou viiie siècle ; le tombeau de saint
Savin, construit en marbre du pays et surmonté d'une
chapelle, du plus pur gothique ; à la place de l'abbaye se trouve une maison domaniale de construction récente, et qui n'est pas habitée. C'est là que s'ar-
rêtent les voitures et les guides.

Ces excursions peuvent se faire à cheval ou en voiture. Il en est qu'on ne peut entreprendre qu'à cheval
ou à dos d'âne, ce sont celles du Bergons, du Viscos,
ou du col de Riou ; le Bergons et le Viscos sont les plus
élevés des pics qui limitent, l'un à l'ouest, l'autre au sud,
la vallée de Saint-Sauveur, et qui n'ont d'autre intérêt
que de permettre, grâce à leur élévation et à leur position, de voir au loin le pays qui les environne. Du pic
de Bergons, par exemple, on aperçoit très-nettement
d'un côté, vers le nord, les montagnes d'Argèles ; de
l'autre, vers le sud, avec tous ses détails, le cirque de
Gavarnie, qui en est éloigné d'environ 25 kilomètres.
Le col de Riou est la gorge qu'on traverse pour aller
de Saint-Sauveur à Cauterets par la montagne.

Il est enfin des excursions plus longues et plus péril-
leuses pour les forts et les courageux ; ce sont celles
qu'on fait au lac bleu, au cirque de Gavarnie, à celui
de Troumousse, voisin du village de Héas, et enfin
l'ascension du pic du Midi, de la brèche de Roland,
du Vignemale et du mont Perdu.

La plupart de ces excursions ne peuvent se faire qu'à

cheval ou bien encore mi-partie à cheval, mi-partie en
voiture ; ainsi, pour celle de Héas ou de Gavarnie, on
peut aller jusqu'à Gèdres en voiture et prendre là des
chevaux pour gagner les cirques par des chemins qui ne
sont pas carrossables, mais qui bientôt le deviendront,
puisque déjà celui de Gavarnie permet d'aller jusqu'au
village en voiture. Lorsqu'on tente l'ascension du pic
du Midi, on quitte habituellement la voiture à Barèges,
ou près du col de Tourmalet, et l'on fait à cheval le
reste du chemin. Ces excursions sont assez fatigantes,
surtout lorsqu'on les fait entièrement à cheval. Il ne faut
pas moins de 3 heures pour se rendre de Saint-Sauveur
au cirque de Gavarnie ou à celui de Troumousse; on
s'arrange de manière à éviter la chaleur du milieu du
jour. On quitte Saint-Sauveur à 8 heures du matin,
on se rend au cirque, puis on rentre pour déjeuner,
vers midi, à l'hôtel de Gavarnie. On y trouve un très-
copieux repas et l'on s'y repose quelques heures. On
part de là, vers les 3 heures, pour regagner Saint-
Sauveur, où l'on arrive à l'heure du dîner. Lorsqu'au
lieu de faire l'excursion de Gavarnie on fait celle de
Héas, la dépense du temps est la même ; à Gèdres, on
quitte la route de Gavarnie, on mange à Héas même;
le déjeuner y est assez maigre ; aussi est-il prudent
d'emporter avec soi quelques aliments. On rentre également à Saint-Sauveur vers les 5 ou 6 heures.

Le cirque de Troumousse est un cirque peu fré-
quenté et, par suite, peu connu. On a tort de le dédai-
gner, car il est d'un aspect plus grandiose et plus imposant que celui de Gavarnie. Le chemin qui y mène est

plus sauvage, peut-être même plus périlleux; ce qui augmente encore, pour certains visiteurs, le charme que peut avoir cette promenade. Il n'y a, à Héas, qu'une église et quelques maisons. Cette église est l'objet d'un culte spécial, qui, vers la fin de la saison, attire dans le pays une foule innombrable de pèlerins qui s'y rendent, avec leurs prêtres, bannières en tête. Elle est desservie par trois ou quatre prêtres qui viennent de Tarbes y passer, chaque année, six ou huit mois seulement; ils vendent des chapelets, des médailles indulgenciées. Il existe une légende relative à la construction de cette église, dont l'origine est fort ancienne. On raconte que les ouvriers, ne sachant comment faire pour vivre dans ce pays désert, virent accourir, un jour, une chèvre qui leur donna son lait; pendant tout le temps que durèrent les travaux, cette chèvre apparut chaque jour. Les travaux touchant à leur fin, les ouvriers, lassés de l'uniformité de leur régime, décidèrent que, pour le modifier un peu, on tuerait la chèvre. Celle-ci, les ayant entendus et compris, ne reparut plus. Heureusement que les travaux étaient presque finis, car on ne sait, dit la tradition, comment, sans la chèvre, les ouvriers auraient pu vivre.

Chacune de ces excursions exige, comme on le voit, pour être faite dans de bonnes conditions et sans crainte de fatigue, une journée toute entière. Celle qu'on fait au pic du Midi réclame au contraire une grande partie de la nuit. C'est habituellement vers les onze heures du soir qu'on part de Saint-Sauveur,

de manière à se trouver au sommet du pic vers les
3 heures du matin, au lever du soleil, et à rentrer à
Saint-Sauveur vers les 10 heures pour le déjeuner.
On se repose à l'hôtellerie du pic, de 4 heures du
matin à 7 heures. Il faut compter, pour aller et revenir, environ sept heures. Ceux qui répugnent à ce
voyage de nuit, et qui cependant désirent faire cette
ascension, partent de Saint-Sauveur vers les 3 heures
de l'après-midi pour aller coucher à l'hôtellerie, où ils
arrivent vers les 7 heures du soir. On y trouve maintenant de fort bons lits, une nourriture suffisante (des
œufs, du jambon, des pommes de terre), aussi est-il
inutile d'emporter des provisions. Mais il ne faut pas
oublier, lorsqu'on fait cette excursion, de se munir
de vêtements chauds. Il n'est pas rare, quittant la vallée avec une température de 25 à 27 degrés centigrades, de trouver, au sommet du pic, un abaissement
de 20 degrés, et de plus un vent contre les atteintes
duquel les couvertures et les cache-nez vous protégent
à peine.

Je n'ai pas besoin de dire que chacune de ces excursions, sans présenter de danger réel, nécessite toujours,
pour être faite avec sécurité, la présence d'un guide.
Elle devient même indispensable lorsqu'on tente quelques excursions qui ne sont point habituelles, et qui
cependant ne méritent pas l'abandon dans lequel on
les laisse; lorsqu'on veut, par exemple, explorer les
plateaux qui s'étendent au-dessus du Laze, et où se
trouvent des vues ravissantes.

Si je n'ai fait que mentionner, sans aucun détail, les

ascensions du Vignemale, de la Brèche de Roland et du mont Perdu, c'est que ces ascensions, vu les dangers qu'elles présentent et la fatigue qu'elles occasionnent, ne sont à la portée que d'un très-petit nombre de visiteurs.

CHAPITRE IX

Lorsque le médecin fait choix d'une eau minérale, il ne saurait trop s'entourer de précautions s'il veut éviter les déceptions nombreuses, toujours préjudiciables à sa réputation, et qui même peuvent être fatales au malade. Il ne suffit pas de reconnaître quel est l'état diathésique prédominant, il faut encore voir si la diathèse est unique. Rien n'est, en effet, plus commun que de rencontrer, par exemple, sur le même terrain, à côté de manifestations évidemment herpétiques, quelques manifestations de nature différente, liée à la diathèse rhumatismale, goutteuse ou autre. Il faut alors, dans ce cas, peser toutes les circonstances et se demander si l'on ne s'expose pas, en améliorant sensiblement les manifestations de telle diathèse, à exagérer les troubles de telle autre qui sont à l'état presque latent, et à remplacer ainsi un malaise supportable par des accidents plus graves. D'autrefois c'est la manifestation elle-même qui contre-indiquera la station thermale que réclame la nature de la diathèse. Ainsi il peut arriver que l'asthme, qui est si fréquemment de nature herpétique, soit précisément une des conditions qui s'opposent au séjour du malade à Saint-Sauveur. S'il n'en a point été ainsi dans l'observation suivante, c'est que l'asthme avait en grande partie fait place à d'autres manifestations qui présentaient un caractère d'actualité plus prononcé.

OBSERVATION I

M. *** est âgé de 55 ans ; il est de petite taille, maigre et d'apparence très-délicate ; il a toujours vécu dans l'un de nos ports de mer, où le retient la nature de ses fonctions.

Rien chez ses ascendants ne permet de soupçonner chez lui l'existence d'une diathèse héréditaire ; son frère puîné, toutefois, paraît partager la nature de sa constitution ; et de ses deux enfants, son fils, encore jeune, a déjà présenté quelques éruptions de nature évidemment herpétique.

Malgré la délicatesse de sa constitution, M. *** n'a jamais eu d'affection bien sérieuse, à l'exception toutefois des fièvres éruptives de l'enfance. A l'en croire cependant, il aurait eu dès sa naissance, jusqu'à l'âge de 7 ans, une éruption qu'il qualifie de croûte de lait et qui, très-probablement, était de nature herpétique, car tout, chez M. ***, dénote une constitution éminemment herpétique. Dès l'âge de 12 ans, il fut pris de migraines qui revenaient chaque mois ; à 16 ans, il devint asthmatique et resta tel jusqu'à l'âge de 40. Les attaques d'asthme auxquelles il fut en butte et sur la nature desquelles on ne peut élever aucun doute se manifestaient brusquement, au milieu de la santé la meilleure et toujours la nuit ; elles se montraient surtout dans les temps humides ; parfois leur apparition coïncidait avec la présence de certaines odeurs ; et, ce qu'il y a de plus bizarre, c'est que vers le même temps, et dans les mêmes conditions, son frère éprouvait les mêmes malaises. Il se rappelle très-bien qu'une de ses plus violentes attaques survint il y a 25 ans, à Barèges, sous l'influence probable de l'altitude ; il ne put y dormir, et fut obligé de partir le lendemain.

A l'âge de 40 ans, les attaques d'asthme ont alterné avec des migraines ; l'état du malade n'a, depuis lors, fait que s'aggraver. Les migraines n'ont rien de précis dans leur siége ; elles occupent toute la tête, et lorsqu'elles se localisent vers les sinus frontaux, ce qui est rare, elles s'accompagnent de vomissements. Elles ne sont du reste nullement influencées par l'ingestion d'aliments. C'est ordinairement la nuit qu'elles apparaissent, vers les 3 ou 4 heures du matin, un peu plus tard que les attaques d'asthme. Cette céphalalgie persiste une partie de la matinée et se dissipe vers une heure. Elles se manifestèrent d'abord tous les huit jours, puis tous les quatre jours ; elles se montrent maintenant plus souvent encore, et sont de beaucoup plus fréquentes que les attaques d'asthme. Elles paraissent avoir une intensité d'autant plus grande que l'état des voies digestives est en meilleur état ; voici du reste comment M. *** explique cette particularité : il pense qu'alors, son appétit étant meilleur, il mange plus, et que mangeant plus il rend ses digestions un peu plus lentes, ce qui ne manque jamais d'exagérer la violence de ses migraines. En général, il mange peu. Ses digestions s'accompagnent de fréquents rapports nauséeux ; ses garde-robes sont assez régulières. Il ne s'enrhume jamais et ne tousse que lors des attaques d'asthme. En dehors de ces attaques, il ne se plaint d'aucune oppression. En même temps que se déclaraient ces migraines se manifestèrent des éruptions eczémateuses et pityriasiques vers les oreilles et au cuir chevelu, éruptions qui, au dire du malade, atteignent tout leur développement dans les temps humides et froids.

L'auscultation et la percussion permettent de constater un état parfaitement normal du cœur et du poumon.

M. *** a tout fait pour se débarrasser de ces migraines et de ces éruptions, et il n'est arrivé à aucun résultat satisfaisant. Les migraines se seraient, dit-il, un peu amendées sous l'influence du paulinia. Actuellement les migraines sont un peu moins douloureuses, mais tout aussi fréquentes qu'autrefois; l'éruption pityriasique a presque entièrement disparu, mais il existe encore de nombreuses traces d'eczéma. Depuis quelques jours les attaques d'asthme ne se sont pas reproduites. M. ***, dans un état de bien-être relatif, a pu se soumettre aussitôt au traitement thermal le plus complet et l'a continué, sans entrave, jusqu'à la fin. Il est arrivé ainsi à prendre, d'une seule traite, une trentaine de bains, vingt douches générales, et à boire deux verres d'eau par jour à la Hontalade, un verre le matin et un le soir. Il n'y avait d'interruption que lorsque la migraine était trop intense, ce qui fut rare, car l'état du malade s'est rapidement amélioré. Au bout de quelques jours, les migraines perdirent de leur intensité, devinrent moins fréquentes. Vers la fin du traitement, le malade fut cinq ou six jours sans en ressentir d'atteinte. Depuis quatre ou cinq ans, me disait-il en quittant Saint-Sauveur, il n'avait pas eu autant de bons jours; l'éruption eczémateuse a disparu complétement.

Lorsque, au lieu de présenter une certaine diminution dans l'intensité ou la fréquence de ses attaques, l'asthme conserve toute sa violence, il rend le poumon d'une susceptibilité telle que le moindre changement dans les conditions hygiéniques habituelles peut déterminer le retour des accès. Il arrive quelquefois, comme j'ai été à même de le constater, que, par la persistance de ces accès et par leur gravité, la cure devient impossible et que le départ du malade est bientôt indispensable. C'est tantôt l'odeur sulfureuse des bains ou bien l'impureté de l'air des cabinets où on les prend qui détermine ces attaques. C'est d'autres fois l'altitude seule qui peut expliquer ces apparitions brusques, qui se montrent dès l'arrivée du malade, et qui ne le quittent que sorti du lieu où il se trouvait, ainsi que j'ai été à même de le voir cette année encore. Une dame arrive à Saint-Sauveur pour y suivre une cure d'eau thermale que lui conseillait son médecin, en vue de combattre quelques manifestations de nature évidemment herpétique. A peine à Saint-Sauveur, elle vient chez moi, me raconte ses souffrances et me fait part en même temps de la crainte qu'elle éprouve de voir reparaître des attaques d'asthme qui se manifestent sous l'influence des causes les plus diverses, qui l'an dernier, par exemple, se sont montrées dès son arrivée à Allevard où elle était allée pour la santé de sa fille, et qui ont persisté pendant toute la durée de son séjour. Je cherchai, mais inutilement, à la rassurer ; la nuit même elle était prise d'une attaque d'asthme qui se renouvela la nuit suivante avec la même intensité, ne lui laissant qu'un bien-être relatif dans le courant de la journée. Pendant deux ou trois jours, j'essayai vainement de calmer la violence de ces attaques ; puis, craignant de voir se renouveler les souffrances qu'elle avait endurées à Allevard et dont elle me faisait un si noir tableau, je dus lui conseiller de quitter le pays, car il était impossible, dans l'état où elle se trouvait, de commencer un traitement thermal. C'est souvent en agissant d'une autre manière que la diathèse herpétique rend le traitement impraticable ; ainsi, lorsqu'elle préside à une manifestation locale qui dure depuis longtemps, à un catarrhe bronchique, par exemple, il peut se faire qu'elle produise une atonie telle des vaisseaux capillaires du poumon que, sous l'influence de l'altitude, l'état congestif augmentant, on ait à craindre une apoplexie pulmonaire. C'est ce dont j'ai été témoin. Je ne crois pouvoir mieux faire que de rapporter *in extenso* l'observation, du reste assez courte, que j'ai prise de l'un de ces malades.

OBSERVATION II

M. ***, âgé de quarante-neuf ans, est fort, parfaitement constitué. Bien qu'il ait eu une existence des plus accidentées, qu'il ait passé la plus grande partie de sa vie en Australie et en Calédonie, M. *** n'a pas eu d'autre maladie que la fièvre jaune. Depuis cette maladie, qui remonte à quinze ans, il s'est toujours bien porté.

Rentré en France il y a six ou huit mois, il fut pris peu de temps après son retour, en janvier 1864, d'une grippe qui a duré plusieurs mois. On le soumit à divers traitements, on lui fit faire, entre autres choses, une application de papier chimique qui détermina l'apparition d'un érésipèle sur la poitrine. Cet érésipèle s'étendit au bras gauche, puis à la jambe du même côté, laissant sur ces parties, après la guérison, de larges plaques eczémateuses. C'est pour cette éruption persistante que M. *** se décide à venir à Saint-Sauveur. Il est pris, dès le premier jour de son arrivée, le 21 juillet 1864, d'un peu de malaise, de toux, de gène à respirer. La nuit est sans sommeil. Appelé vers les six heures du matin, je trouve M. *** dans un état asphyxique presque complet. La face est injectée, presque noire, le pouls est petit, peu résistant, fréquent (120 pulsations par minute); le malade se plaint de ne pouvoir dilater sa poitrine. Il est très-agité. L'expectoration est muqueuse, aérée, légèrement sanguinolente. A l'auscultation je constate, à la base des deux poumons, des râles sous-crépitants nombreux. (Saignée du bras, potion gommeuse, bouillons.)

Le lendemain 22, toux fréquente, pouls à 96 ; point de côté à droite ; râles sous-crépitants plus nombreux, s'élevant un peu plus haut ; du reste, l'auscultation ne révèle rien de particulier du côté droit. Il y a, à la base des deux poumons et en arrière, une matité relative manifeste. — Le malade a été agité la nuit. (Potion kermétisée, bouillons, potages, révulsifs à la peau.)

Le 23, 88 pulsations ; râles sous-crépitants et matité plus étendue à droite qu'à gauche. Toux fréquente, crachats aérés, non visqueux , parfois sanguinolents.

M. le docteur Lebret, médecin inspecteur des eaux de Barèges, que j'ai appelé en consultation, confirme l'avis que déjà j'avais donné au malade ; il l'engage à quitter Saint-Sauveur.

M. *** supporte très-bien la route de Saint-Sauveur à Tarbes. Dès le lendemain le pouls tombe à l'état normal, les râles deviennent moins nombreux, les crachats moins abondants ; quelques jours de repos le remettent à peu près complétement, et lui permettent de traverser toute la France pour se rendre chez lui.

Il faut donc, comme on le voit, et pour m'en tenir à ces quelques exemples, lorsqu'on veut conseiller à un malade une station qui lui convienne, ne pas se contenter seulement de diagnostiquer la nature de la diathèse dont il est atteint ; il faut encore examiner avec soin quelles en sont les manifestations et voir s'il n'en existe pas qui, s'aggravant par suite du changement de lieu (altitude ou variations thermométriques), puissent s'opposer à la cure thermale.

Pour bien comprendre les effets curatifs que produit une eau minérale quelconque, il est bon d'étudier les symptômes généraux qu'elle détermine, puis les symptômes locaux : c'est ce que j'ai fait pour celles de Saint-Sauveur.

Comme le plus souvent ces eaux se prescrivent en même temps à l'intérieur et à l'extérieur, il était difficile de séparer l'effet qu'elles produisent sous l'une ou l'autre forme. Je dirai, toutefois, que mes observations me permettent de conclure que l'action est dans les deux cas à peu près la même, que les effets en sont plus rapides cependant lorsqu'on les boit que lorsqu'on les prend en bains. Mais, sous cette forme seule, elles arrivent toujours à déterminer des symptômes analogues ; ce qui prouve que, en supposant qu'elles ne soient point absorbées, elles n'en ont pas moins une action réelle, due sans doute aux modifications qu'elles déterminent à la périphérie nerveuse.

Envisagées d'une manière générale, il est rare qu'au début, vers le septième ou huitième jour de la cure, ces eaux ne provoquent pas une suractivité circulatoire des plus manifestes, qu'on désigne sous le nom de fièvre thermale : les pulsations artérielles sont plus fréquentes, plus résistantes au doigt ; il y a turgescence des différents tissus, la peau prend une coloration plus vive ; vers les organes qui sont le siége de leur application locale la congestion y est encore plus évidente, elle s'accompagne de troubles fonctionnels dont je parlerai tout à l'heure.

Le malaise est général et surtout prononcé lorsque le temps est à l'orage. L'irritabilité est alors des plus manifestes et s'accompagne de sensations diverses, telles que picotements, démangeaisons à la peau, etc.

L'appétit est cependant augmenté, la digestion est
d'abord plus rapide, mais bientôt il survient de l'a-
norexie, quelquefois des nausées. La langue est blanche, saburrale. Les sécrétions intestinales deviennent
plus considérables et, au début du traitement, amènent souvent de légères selles diarrhéiques. Le ventre
est sensible à la pression, et de vagues douleurs spontanées, qui revêtent la forme de coliques, précèdent
les garde-robes. La congestion est parfois même si
intense qu'on ne doit pas s'étonner de voir apparaître
des tumeurs hémorroïdales qui depuis longtemps
n'existaient plus, ou qui même n'avaient jamais existé.

La sécrétion urinaire présente aussi quelques modifications ; elle est notablement accrue ; l'acide urique
y est en plus grande quantité, preuve évidente de la
suractivité qu'a subie, sous l'influence du traitement,
le travail d'assimilation et de désassimilation.

Il survient en même temps une petite toux, sans
expectoration, avec picotement laryngé ; les mouvements respiratoires sont parfois douloureux, et les phénomènes chimiques subissent des modifications qui
sont en accord parfait avec ceux que l'on constate
du côté de la sécrétion urinaire ; l'acide carbonique est
considérablement augmenté.

Il n'est pas jusqu'à l'utérus, à la vessie et à l'urètre
qui n'accusent, par des sensations diverses, par des
picotements, par de la douleur, l'état congestif dont
ils sont le siége. C'est à la congestion de ces organes
qu'il faut attribuer l'exagération, puis la cessation con-

sécutive des catarrhes dont sont parfois atteints les malades qui se rendent aux eaux de Saint-Sauveur.

Le système nerveux participe à cet état de malaise général. Le malade a de l'agitation, de l'insomnie ; il s'éveille deux ou trois fois la nuit. C'est à tort, je crois, qu'on a, à l'exemple de Bordeu, comparé la surexcitation que cause l'usage des eaux sulfureuses à celle que détermine l'action du café, attendu que cette surexcitation est toute maladive et s'accompagne de douleurs vagues, simulant les douleurs de la courbature, de céphalalgie et fréquemment de névralgie dentaire.

Cet état congestif est assez général, comme on le voit, pour qu'il soit prudent de craindre une localisation vers l'un ou l'autre organe. Aussi est-il sage de n'envoyer aux eaux sulfureuses en général, et à celle de Saint-Sauveur en particulier, que des sujets qui ne peuvent avoir à craindre de voir cette localisation s'effectuer vers un des organes indispensables à la vie (cerveau, cœur)...

Ces troubles généraux ne présentent pas toujours le même degré d'intensité. Chez quelques malades, ils sont presque imperceptibles ; chez d'autres, ils manquent totalement. Quelquefois on ne constate que des troubles locaux qui paraissent avoir leur siége d'élection vers l'utérus, la vessie, l'urètre, ou bien vers le larynx, l'estomac, l'extrémité inférieure de l'intestin. Le malade accuse alors des malaises en rapport avec ces congestions locales ; il se plaint du côté du larynx d'une petite toux sèche, avec sentiment d'érosion ; du côté du rectum d'un sentiment de plénitude, coïncidant avec l'apparition des tumeurs hémorroïdales.

Cet état qui, lorsqu'il se manifeste, est continu, présente, à certaines heures de la journée, quelques exacerbations. Il m'a paru moins prononcé le jour que le soir, ou la nuit. Je l'ai vu revêtir les caractères de l'intermittence chez des personnes qui avaient présenté autrefois des affections de cette nature. On peut en juger par l'observation suivante.

OBSERVATION III

M. ***, originaire du midi de la France, habitant le nord depuis une vingtaine d'années, est âgé de soixante-deux ans. Il n'a jamais fait d'excès d'aucune sorte. Pendant son séjour en Afrique, qui a été d'assez longue durée, il a été pris de dyssenterie et d'accès de fièvre intermittente qui ont persisté longtemps, qui se sont reproduits fréquemment, et qui ont laissé à l'économie une prédisposition telle que, chez lui, la maladie la plus insignifiante prend un caractère nettement tranché d'intermittence.

Dans tout le cours de son existence, à l'exception de cette dyssenterie et de cette fièvre intermittente, M. *** n'a jamais été en butte à de sérieuses maladies; toutes se sont réduites chez lui à quelques indispositions passagères. Les ascendants de M. *** n'ont jamais présenté de manifestations diathésiques, bien qu'il offre, lui, tous les caractères de la diathèse herpétique. Il a eu fréquemment à souffrir de pityriasis du cuir chevelu. Vers l'âge de trente ans, il vit survenir des hémorroïdes qui ont bientôt pris un tel développement qu'il fut obligé, à cause de cette infirmité, de quitter le service militaire, et bientôt, pour mettre un terme aux pertes sanguines qu'elles déterminaient, d'en faire faire la ligature, il y a trois ou quatre ans.

Sa santé, depuis lors, s'est sensiblement améliorée, bien qu'il lui soit resté un tremblement des membres supérieurs qu'on ne peut guère attribuer qu'à l'état de faiblesse, consécutif à de nombreuses pertes de sang, attendu que le système nerveux paraît indemne de lésion. Il n'a de céphalalgie qu'à d'assez rares intervalles, et encore affecte-t-elle la forme de migraine ; le sommeil est assez bon ; l'appétit, bien que médiocre, assez régulier ; mais le moral du malade est des plus mauvais. M. *** s'affecte d'un rien. C'est dans ces conditions qu'il vit se développer chez lui, sans cause apparente, une susceptibilté anormale des parties supérieures des voies respiratoires ; qu'il commença à s'enrhumer au moindre froid, et surtout lorsqu'il avait le malheur de marcher à l'encontre du vent, même le plus léger. Ces accidents aigus, consistant en mal de gorge, en aphonie, firent bientôt place à un état chronique permanent, caractérisé à certaines heures du jour et de la nuit par le besoin d'expulser des matières visqueuses, par la nécessité continuelle d'éternuer. La voix n'est pas changée ; tout semble se passer dans le pharynx. C'est, du reste, ce que démontre l'examen que j'ai fait de la gorge de M. ***. Au laryngoscope, en effet, on aperçoit que la rougeur est limitée à l'arrière-gorge. On y voit çà et là quelques granulations. Il n'y a rien à l'entrée du larynx, ni sur les cordes vocales. C'est surtout pour le malaise que lui cause cette affection chronique du pharynx que M. *** vient à Saint-Sauveur, plus encore que pour son état de dépression. Il a déjà beaucoup fait sans obtenir d'amélioration. On a été jusqu'à lui faire la section de la luette, sans résultat satisfaisant, bien entendu.

En présence de la susceptibilité très-grande de M. ***, j'ai cru devoir ne le soumettre que peu à peu à un traitement thermal complet. Les bains n'ont pas d'abord dépassé quinze à vingt minutes ; bien m'a pris de ne pas les prescrire plus longs, puisque, dès le troisième bain, survenait du malaise, de l'inappétence, de l'insomnie, de la céphalalgie, de la fièvre avec frisson se montrant vers le midi, et disparaissant au bout de quelques heures.

J'interrompis pendant deux jours tout traitement thermal, le malaise disparut.

Le 2 juillet, après trois jours de repos, M. *** reprit ses bains; le 4, les malaises qui s'étaient montrés le 31, reparurent de nouveau. Le malade ne buvait qu'un verre d'eau de la Hontalade par jour. Avec l'interruption nouvelle du traitement, ces accidents intermittents cédèrent immédiatement. Je lui conseillai alors de se contenter, chaque jour, d'une douche pharyngienne de quelques minutes. Il put ainsi prendre seize douches, sans aucune plainte de l'économie. Il arriva peu à peu à boire deux verres d'eau sulfureuse, un le matin et un le soir, n'éprouvant qu'une légère constipation qu'à deux ou trois reprises je combattis par un peu de magnésie. Trois ou quatre jours avant son départ, je fis une tentative nouvelle, mais plus infructueuse encore que les précédentes; après avoir pris deux nouveaux bains, M. *** vit surgir de nouveaux accidents intermittents, plus longs que les précédents, qui ne cédèrent pas à l'interruption du traitement thermal, et contre lesquels je dus employer uu peu de quinine et surtout le déplacement. J'engageai le malade à quitter au plus tôt Saint-Sauveur.

Cet état morbide, auquel on a donné le nom de fièvre thermale, cède rapidement lorsqu'on suspend, quelques jours, l'usage des eaux. Quelquefois, cependant, il est tellement prononcé qu'on est obligé d'avoir recours à un traitement pharmaceutique (purgatifs, antiphlogistiques)... Mais ce qu'il faut faire au préalable, c'est d'insister pour la suspension momentanée du traitement thermal. En s'opiniâtrant à le continuer, le malade s'exposerait à des accidents sérieux et serait même bientôt forcé de quitter définitivement Saint-Sauveur; car, on le sait, il est inutile, imprudent même de persister à prendre les eaux lorsqu'on est sous l'influence d'un état fébrile tenant à une cause quelconque : inflammation, manifestation diathésique, ou même menstruation. C'est habituellement pour ne pas avoir tenu compte des conseils médicaux, ou pour n'en avoir pas pris, que des malades sont morts subitement dans leur baignoire, victimes de leur entêtement ou de leur ignorance. Les annales d'hydrologie contiennent de nombreux exemples de faits analogues, arrivés surtout en Angleterre, où la surveillance près des sources thermales est malheureusement à peu près nulle.

Cette suractivité, qui porte le nom de fièvre thermale, est plutôt apparente que réelle, et ne me semble due qu'indirectement à l'action des eaux. Ce qui prouve que cette manière de voir est sans doute exacte, c'est qu'il est beaucoup de personnes qui n'en présentent aucun symptôme, lorsqu'elles suivent avec la plus stricte obéissance les conseils de leur médecin; c'est que, lorsque existe cette suractivité circulatoire, elle est bientôt remplacée par des signes de sédation évidente, ainsi que l'ont déjà observé MM. Gerdy et Lambron. C'est à l'intolérance passagère de ces eaux plutôt qu'à leur action médicamenteuse que me semblent dus ces symptômes hypersthéniques qui en accompagnent au début l'administration. Cette intolérance peut se montrer dans des circonstances diverses, et, bien qu'il ne soit pas toujours facile d'en saisir la cause déterminante, il est des cas où elle tient évidemment tantôt au sujet lui-même, tantôt aux circumfusa. Ainsi elle se montre parfois à la suite de l'acuité que prennent, sous l'influence des eaux, les symptômes d'une manifestation locale (laryngite, uréthrite, métrite, etc.)... D'autres fois elle se manifeste, lorsque la malade continue le traitement thermal, pendant la période menstruelle ; d'autres fois, enfin, elle paraît s'expliquer par l'état de l'atmosphère.

Mais toutes ces causes n'ont qu'une action secondaire ; c'est pour tâcher de trouver la cause intime de ces phénomènes qu'on a recherché avec soin quelles étaient, à l'état physiologique et en dehors de la fièvre thermale, les modifications que subissent dans l'économie les principes minéralisateurs de l'eau sulfureuse. Or, les observations les plus récentes ont conduit les chimistes qui les ont faites à émettre l'opinion que le sulfure de sodium ou le polysulfure, qui est le principal sel minéralisateur des eaux sulfureuses, était absorbé par l'estomac à l'état de sulfure ou de sulfite, et que, introduit dans le sang, il s'y oxydait et s'éliminait par les urines, sous la forme de sulfate.

Wheler a trouvé en effet que l'urine, qui, à l'état normal, ne contient que 34 grains 3 d'acide sulfurique et 5 grains 1 de soufre, contient 85 grains 89 d'acide et 8 grains de soufre, lorsqu'on se soumet à l'action des eaux sulfureuses. Mais les choses cesseraient de se passer ainsi lorsqu'on les prend en excès, ou lorsque l'économie est disposée de telle manière qu'elle ne peut les digérér ; alors survient l'intolérance, et consécutivement la fièvre thermale. Dans ce cas, il n'y aurait d'abord qu'une partie des sulfures d'absorbée ; l'autre partie étant décomposée dans l'intestin, le soufre se déposerait à la surface de la muqueuse, dont il pourrait à lui seul provoquer l'inflammation, si cette muqueuse, ainsi que celle des poumons, de la vessie et de la peau elle-même, ne subissait déjà l'influence d'une autre cause inflammatoire, due à la modification que subit la nature de leurs sécrétions. En effet, tout le sulfure de sodium, bien qu'en partie décomposé dans l'intestin, est encore absorbé en trop grande quantité pour être utilisé par l'économie, rebelle ou actuellement mal disposée. Ce sulfure qui n'est point oxydé, comme dans le cas précédent, est excrété par les muqueuses et par la peau, à l'état de sulfite ou d'hyposulfite.

C'est à l'élimination de ces principes non brûlés qu'il faut attribuer les troubles locaux dont j'ai déjà parlé ; c'est à l'impuissance de l'économie à continuer de brûler le sulfure ingéré qu'il faut également rapporter l'apparition de la fièvre thermale, et plus tard celle de la fièvre de saturation. Lorsque tout le sulfure ingéré est brûlé par l'économie, lorsque, par conséquent, la tolérance existe, on ne rencontre aucun des troubles qui constituent la fièvre thermale, mais on constate un bien-être marqué et un fonctionnement régulier de tous les organes. L'appétit se développe ; les digestions sont faciles ; parfois même on éprouve le besoin de manger peu de temps après les repas. Il y a une légère tendance à la constipation. La respiration s'exécute largement, sans malaise ; les palpitations cessent, le pouls accuse, presque toujours, une baisse notable dans la fréquence des mouvements cardiaques. Le malade, plus fort, se livre plus volontiers à des promenades qu'il trouvait, avant, trop fatigantes. Les troubles nerveux, sensitifs et convulsifs cessent parfois

complétement pendant tout le temps que dure la cure.
Il est rare que le moral lui-même ne s'améliore pas
d'une manière sensible ; les fonctions génitales, généralement modifiées, sont le plus souvent surexcitées ;
les douleurs utérines cèdent comme par enchantement ;
les époques menstruelles se régularisent, la miction
est, sauf l'existence de quelque complication, toujours
facilitée ; l'urine est neutre ou légèrement alcaline.

Pour obtenir cette tolérance au début du traitement,
mais surtout à la suite de la fièvre thermale, il faut user
des plus grandes précautions ; il faut se contenter parfois de n'administrer les eaux qu'à l'intérieur d'abord,
et ne prescrire les bains qu'au bout de quelques jours.
Il est des natures tellement impressionnables qu'il leur
est impossible de mener de front les bains et les boissons, sans s'exposer à la réapparition des troubles qui
caractérisent la fièvre thermale. C'est dans ces circonstances qu'il faut agir avec prudence. On variera alors
le traitement de mille manières. Il est des malades qui
ne peuvent supporter qu'un verre d'eau par jour ; il en
est d'autres qui ne peuvent prendre qu'un bain tous les
deux jours ; d'autres ne peuvent y rester, pour commencer, que 10 ou 12 minutes ; ailleurs, quelques bains
suffisent pour produire des manifestations congestives
locales tellement douloureuses qu'il faut, pendant quelques jours, remplacer les bains thermaux par des bains
émollients. C'est ce que j'ai été à même de constater
chez certaines femmes, atteintes de névralgie utérine.

J'ai même rencontré, et j'en ai cité un exemple plus
haut, des malades qui, venus à Saint-Sauveur pour

une pharyngite granuleuse, compliquée d'un état né-
vrosique des plus prononcés, se voyaient dans la nécessité de cesser et les boissons et les bains, qu'ils avaient
essayés sous toutes les formes, et de se contenter de
quelques douches pharyngiennes qui seules avaient le
privilége de ne pas trop les surexciter. Lorsqu'on a été
assez heureux pour éviter la fièvre thermale, ou
lorsqu'on en a triomphé, la cure, menée avec prudence,
se continue généralement, sans encombre, jusqu'au
moment où l'économie, vigilante gardienne de la santé,
prévient et le malade et le médecin qu'il est temps de
s'arrêter et que la saturation est arrivée.

Outre les troubles généraux qui constituent la fièvre
thermale, il s'en développe parfois qui lui sont étrangers et qui sont liés à l'emploi des douches locales
(pharyngienne, utérine) que réclament certaines
manifestations (pharyngite, métrite). Ces troubles, qui
ne sont que les symptômes réactionnels d'un état inflammatoire ou congestif, hâtent parfois et souvent
provoquent l'apparition de la fièvre thermale. L'état du
malade est alors plus pénible que quand cette fièvre est
simple. D'une part, le choc déterminé par ces douches
sur les organes qui sont le siége de ces déterminations
diathésiques et, d'autre part, leur action médicamenteuse topique rendent parfaitement compte de ces états
inflammatoires passagers qui viennent, souvent à plusieurs reprises, se jeter à la traverse d'une cure thermale. Les symptômes locaux varient, on le comprend,
avec le siége de l'inflammation. S'agit-il d'une pharyngite granuleuse, avec ou sans extension vers le

larynx? Le malade accuse une douleur vive au niveau du larynx, vers l'angle des mâchoires, douleur qui parfois s'irradie vers les oreilles; la déglutition est souvent difficile, la voix toujours voilée. L'expectoration suit les phases qu'elle parcourt, lors de toute inflammation pharyngienne. La quantité de mucosités que sécrètent ces parties, d'abord diminuée, devient bientôt plus abondante et change de nature. Les crachats visqueux, grisâtres sont remplacés par une sécrétion verdâtre dont l'expulsion est, de jour en jour, plus facile. Il est rare que cet état inflammatoire se localise au pharynx ou au larynx, il s'étend ordinairement à toute la trachée, aux bronches mêmes; la toux laryngée fait alors place à la toux bronchique, qui se montre sous forme de quintes. La rudesse de la respiration, limitée d'abord au larynx, se rencontre bientôt dans les bronches, où l'on trouve, en même temps, les différents râles bronchiques.

Il est évident que, pour expliquer des troubles fonctionnels aussi prononcés, il a dû se développer, sous l'influence des douches, des lésions morbides nouvelles; c'est ce que le laryngoscope permet de constater. En soumettant l'un de ces malades à l'examen laryngoscopique, on trouve que, là où il n'existait qu'une rougeur limitée aux granulations, la teinte s'est généralisée et a envahi toute la muqueuse intermédiaire; qu'elle s'est peu à peu étendue vers le larynx pour de là gagner la trachée. Il est facile d'en suivre pas à pas la marche envahissante. Ce que je dis pour le larynx arrive également pour l'utérus, lorsqu'on n'a pas le soin de graduer la force du jet de la douche ascendante, suivant le besoin de la malade et la susceptibilité des parties souffrantes. Il arrive même parfois que ces poussées congestives se manifestent, en dépit de toute précaution. Alors surgissent des douleurs locales hypogastriques, s'irradiant vers les cuisses, douleurs toutes spontanées mais qui parfois acquièrent un degré d'intensité tel que la moindre pression détermine une souffrance très-vive. C'est souvent avec ces congestions utérines que coïncide l'apparition de bourrelets hémorrhoïdaux qui aggravent encore l'état de la malade. Lorsque la congestion des organes est aussi intense, l'écoulement leucorrhéique, qui d'abord avait été augmenté, s'arrête brusquement. Il ne faut pas trop s'alarmer de ces complications, mais se persuader que, tout en mettant l'économie dans les conditions les meilleures par un traitement général, il est souvent nécessaire, pour triompher d'affections diathésiques locales, d'attaquer directement les manifestations locales pour qu'elle puisse s'en débarrasser plus sûrement. Il faut en outre se rappeler que la condition indispensable pour guérir toute affection locale passée à l'état chronique, c'est de ramener cette inflammation chronique à l'état aigu, de manière à ce que, sous l'influence de cette hypersthénie passagère, les vaisseaux capillaires retrouvent leur contractilité première, nécessaire à l'existence normale de tout organe. Lorsque ces troubles salutaires se manifestent, il n'y a qu'une chose à faire : interrompre momentanément l'usage des eaux et faire taire ainsi la fièvre thermale qui les accompagne habituellement. Si, malgré ces précautions, il

restait vers les organes enflammés des douleurs vives,
il faudrait avoir recours à des antiphlogistiques sous
forme de gargarismes pour le larynx, sous forme de
bains pour l'utérus, et même en venir à des émis-
sions sanguines locales ou générales. C'est par des
troubles généraux analogues à ceux qui caractérisent
la fièvre thermale que s'annonce à Saint-Sauveur l'état
de saturation des malades. Je ne l'ai jamais vu s'ac-
compagner de certains troubles locaux qui me paraissent être le privilége d'autres eaux; je veux parler de
la poussée, qui n'a pas pour moi, du reste, la valeur
pronostique que nombre d'auteurs ont cherché à lui
attribuer. Elle me semble bien plus facile à expliquer,
ainsi que j'ai eu occasion de le dire ailleurs (*Des
principales eaux minérales anglaises. Gaz des eaux,
an. 1864*), par le mauvais état des voies digestives
que troublent infailliblement des eaux prises immodéré-
ment, ou plutôt encore par l'état d'irritation qu'occasionnent à la peau des bains trop prolongés.

En terminant cette étude sur l'action physiologique
des eaux, je ne saurais trop répéter que tout traitement
fait en dehors de conseils médicaux expose le malade,
non-seulement à des accidents passagers, mais qu'il lui
fait encore courir le risque de ne tirer aucun bénéfice de
sa cure. Cette opinion n'est jamais plus vraie que lorsqu'il s'agit d'en limiter la durée. De cette durée dépen-
dent en effet tous les résultats thérapeutiques qu'on
en attend. Trop courte, elle détermine dans l'assimilation des modifications qui fatiguent l'économie sans
profit; trop longue, elle produit des accidents qui peu-

vent l'épuiser et qui toujours l'empêchent de bénéficier des eaux ; car, bien que stimulée par cette médication puissante, il lui faut après, pour triompher de tendances vicieuses, le calme de la santé. C'est donc au médecin qu'il appartient de juger de la durée qu'elle doit avoir. Cette durée est excessivement variable; elle peut être pour les uns de trente jours; elle sera pour d'autres de quinze seulement. Pour se prononcer à cet égard, le médecin doit peser tous les éléments dont il peut disposer; examiner successivement l'âge du malade, la nature de la maladie, et tenir surtout grand compte des accidents qui surviennent dès les premiers jours de la cure. Aussi rien n'est-il moins légitime que cette croyance, généralement répandue en France, qui porte à fixer à vingt-un jours la durée d'un traitement thermal, comme s'il y avait uniformité de tempérament, de force, d'âge, de maladie, etc. Plus rarement en France qu'en Angleterre, on se décide à faire, la même année, deux cures thermales. Bien que je ne sois guère partisan de la manière de voir de nos confrères d'outre-Manche, je crois que, par économie de temps ou d'argent, on peut, dans certains cas, tenter deux cures la même année; mais il faut pour cela les séparer par une huitaine de jours de repos, et ne recommencer la seconde qu'avec une extrême prudence. Cette deuxième cure est généralement plus courte que la première, lors même qu'on ne l'entreprend que l'année suivante; ce qui me semble bien préférable, attendu que la nature a eu tout le temps nécessaire pour préparer l'économie aux modifications qui doivent atténuer la diathèse dont elle est atteinte.

Durant toute cure thermale, il peut survenir quelques accidents locaux, non fébriles, et complétement étrangers au traitement employé. On se contentera de les combattre sans, pour cela, suspendre la cure. C'est ainsi qu'il suffira, pour faire cesser quelques selles diarrhéiques, d'employer des lavements faiblement opiacés et d'avoir recours, au contraire, à des purgatifs légers, en boissons ou en lavements, pour combattre une constipation habituelle et parfois aggravée par le traitement thermal.

CHAPITRE X

Action curative des eaux minérales. — De la spécificité des eaux
minérales. — Valeur de l'électricité qui s'y développe. — Manifestations diathésiques tributaires des eaux de Saint-Sauveur. — Diathèse herpétique.

Bien qu'il règne encore sur le mode d'action des eaux
minérales une bien grande obscurité, je crois, toutefois, qu'un examen approfondi des phénomènes qui en
accompagnent l'administration permet de reconnaître
à ce genre de médication deux influences bien nettement définies : l'une générale, commune à toutes
les eaux ; l'autre spéciale, caractéristique de chacune
d'entre elles. C'est à l'influence générale et commune
qu'il faut attribuer ces phénomènes d'excitation qui se
manifestent toujours avec une intensité plus ou moins
grande, au début de toute cure thermale, quelle que
soit la nature de l'eau qu'on emploie, quelle que soit
la diathèse qu'on ait à combattre. C'est à cette excitation passagère qu'il faut rapporter les modifications
subites qui traduisent à l'extérieur le trouble de toutes

les fonctions; mais ces modifications sont loin de constituer les symptômes caractéristiques d'une médication thermale; elles n'en sont, pour ainsi dire, que les accidents et tiennent à la perturbation qui accompagne forcément, dans tout organisme vivant, l'établissement de métamorphoses nouvelles dont le mécanisme échappe encore à nos investigations. L'économie, par cette excitation passagère, paraît, tout d'abord, vouloir éviter les atteintes de la médication à laquelle on la soumet. Il se passe alors quelque chose d'analogue à ce qui survient lorsque le sang est imprégné d'une substance étrangère ou de substance alibile, telle que l'alcool, mais prise dans des proportions trop considérables. Ce qui me semble venir à l'appui de ma manière de voir, c'est la similitude que présentent ces modifications, quelle que soit la nature de l'eau à laquelle on soumet le malade.

L'influence spéciale et véritablement caractéristique d'une eau minérale est moins facile à saisir; elle succède à cette influence générale dont je viens de parler. C'est en silence qu'elle agit sur l'économie, qu'elle en change le mode vicieux d'assimilation et de désassimilation. Cette action spéciale, qui s'exerce dans l'intimité des tissus, ne se traduit à l'extérieur que par une diminution fonctionnelle dans le jeu de la plupart des organes, et coïncide toutefois avec une hyperstimulation locale, qui varie suivant les différentes eaux, mais qui, lorsqu'il s'agit des eaux de Saint-Sauveur, paraît avoir pour siége d'élection, ainsi que je l'ai dit plus haut, le larynx, le pharynx, l'estomac, la partie inférieure du gros intestin, l'utérus et ses annexes. Elle s'accompagne alors d'un état congestif de ces différents organes. C'est parfois, lorsqu'on se trouve en présence d'affections utérines, laryngées, stomacales... survenues chez des personnes indemnes de toute tache diathésique, la seule propriété curative des eaux qu'on veuille utiliser.

On a recherché quelle pouvait être la nature des changements intimes qui surviennent dans l'organisme, et, s'appuyant sur les réactions chimiques qui se passent habituellement lorsque les sulfures sont en présence de substances oxygénantes, on s'est demandé si les sulfures n'avaient pas la propriété de hâter la combustion de la fibrine, en voie de regression, tout en respectant l'élément globulaire, et de changer ainsi la crâse du sang. Cette hypothèse n'est pas encore démontrée ; le fût-elle, qu'elle ne suffirait peut-être pas pour prouver la spécificité des eaux en général, et de celles de Saint-Sauveur en particulier. Toutefois, malgré l'obscurité qui l'environne encore, je ne doute pas de cette spécificité ; je n'hésite pas à croire que des études physiologiques et chimiques, mais surtout une connaissance plus approfondie des espèces médicales, lèveront toute espèce de doute à cet égard, et permettront, tôt ou tard, d'indiquer, d'une manière aussi exacte qu'on peut le faire en médecine, les maladies tributaires de telle ou telle espèce d'eau. Ce qui me fait émettre cette opinion avec tant d'assurance, c'est que le bon sens se refuse d'admettre qu'une eau thermale puisse rendre le même service qu'une autre eau

d'une composition chimique toute différente ; c'est que
je ne puis me faire à l'idée que toutes les substances
minérales qu'elles contiennent ne jouent dans leur action qu'un rôle secondaire ; c'est que ceux qui en sont
arrivés à nier l'action spécifique des eaux et consécutivement, pour ainsi dire, l'existence de ces eaux,
n'ont atteint ce but qu'en partant des principes les
plus erronés ; témoin le docteur Scoutetten, qui, pour
établir sa théorie (*De l'électricité considérée comme
cause principale de l'action des eaux minérales sur
l'organisme*, 1864), s'est borné à faire voir les contradictions nombreuses que présente actuellement la
médication thermale. Fort de ces contradictions, qui
n'existent qu'en apparence, il a cru pouvoir nier d'a-
bord la spécificité des eaux et consécutivement l'action
curative des substances minérales qu'elles renferment ;
puis, s'appuyant sur les phénomènes d'excitation dont
j'ai parlé tout à l'heure, et qu'elles ne déterminent
qu'indirectement, il est arrivé à ne voir dans les eaux
minérales que des médicaments stimulants qui n'auraient que l'électricité pour principe actif.

Mais, comme je le disais, les contradictions dont il
a profité pour essayer de détruire la médication thermale, et qui, du reste, avaient été déjà relevées par
quelques hydrologistes, ennemis de la spécificité, ne
sont qu'apparentes. Pour le démontrer, il suffit de rappeler les faits dont il s'est servi. Il se demande d'abord
comment il se fait, si les eaux possèdent des propriétés
spécifiques, que des eaux, de nature différente, puissent
guérir des maladies semblables, et, à ce propos, il

signale des guérisons de catarrheux par des eaux qui
sont les unes sulfatées, et les autres bicarbonatées sodiques, sans s'apercevoir ou sans vouloir s'apercevoir
sur quelle base fragile son raisonnement repose. Je
ne sais si je me trompe, mais il ne me répugne nullement de voir chez ces catarrheux, comme dans tous
les exemples analogues, des malades atteints d'affections en apparence semblables, mais qui, en réalité,
ne sont que les manifestations de diathèses différentes.
Aussi est-il nécessaire, avant de chercher à préciser,
d'une manière exacte, les indications que comporte
telle ou telle maladie, d'attendre que des études médicales dirigées dans cette voie nous mettent à même de
reconnaître sûrement la nature de l'affection dont le
malade est atteint. On ne sera plus alors surpris de voir
guérir le catarrhe d'un arthritique par l'usage des eaux
bicarbonatées, ni le catarrhe d'un herpétique par les
eaux sulfureuses, etc.

On s'est également prévalu, pour refuser aux eaux
minérales toute action chimique spéciale, de la composition de certaines eaux qui, bien que ne contenant
que d'assez faibles proportions de substances minérales,
ne jouissent pas moins d'une certaine réputation, et
parmi ces eaux on a eu en vue surtout les eaux de Plom-
bières, de Néris, etc. Or, au sujet de ces eaux, je dois
dire que je me sens plus disposé à admettre que c'est
au composé chimique que forment les substances minérales qu'elles contiennent qu'elles doivent leur propriété curative, qu'à l'électricité, ainsi que l'a sup-
posé le docteur Scoutetten. Ce qui m'engage à pré-

férer l'opinion que j'émets, c'est qu'elle n'a rien qui
ne soit orthodoxe. Si l'analyse, en effet, permet
au chimiste d'isoler certaines substances qui semblent
inertes, elle le laisse dans une complète ignorance sur
la manière dont ces substances sont associées, et rien
ne prouve que ce soit à une influence étrangère au
mode de cette association que ces substances doivent la
vertu curative qu'elles communiquent aux eaux qui les
renferment; au contraire, l'expérience tend à faire rapporter la propriété curative des eaux, même les moins
minéralisées de toutes, aux substances qu'elles contiennent et à faire rejeter l'hypothèse du docteur Scoutetten,
puisqu'elle ne démontre pas que l'on puisse remplacer
l'usage des eaux minérales naturelles par des bains
électriques artificiels; ce qui ne saurait manquer d'être
si elles n'avaient d'autre vertu, comme il le prétend,
que celles qu'elles doivent à l'électricité, que déterminent forcément les réactions chimiques, produit
de leur décomposition. Je dis plus : c'est que, s'il
en était ainsi, l'électricité, due à un courant traversant l'eau du bain ou engendrée artificiellement par des
réactions chimiques, en rapport avec les substances
contenues dans l'eau du bain, serait préférable à l'é-
lectricité des eaux minérales, attendu qu'il serait toujours facile de la doser, suivant le besoin du malade;
mais, bien loin d'être démontrée, cette hypothèse est
actuellement inadmissible. J'ai, en effet, par devers
moi la preuve des résultats à peu près insignifiants que
donne, dans le traitement des maladies, l'usage des bains
électriques. Cette preuve s'appuie sur des observations,
par moi faites en Angleterre, dans un établissement où

l'on exploite, en grand, ce mode de traitement. J'y ai vu des malades atteints des affections les plus diverses (paralysies, calculs des reins, coliques hépatiques); j'y ai rencontré quelques névropathes qui m'ont dit s'être momentanément bien trouvés de ces bains artificiellement électrisés; mais je n'ai jamais été assez heureux pour constater ces cas de guérison, si fréquents dans nos stations thermales. Après avoir vu expérimenter pendant quelque temps ce genre de médication, j'ai été, peu à peu, amené à cette conclusion qu'il n'a d'heureux effets que pour le propriétaire de l'établissement, qui, spéculant sur la crédulité publique, retire de gros bénéfices de bains insignifiants qu'il fait payer fort cher.

Pour refuser aux eaux minérales une influence spécifique, on ne s'est·pas seulement appuyé sur l'efficacité qu'elles paraissent avoir dans le traitement d'affections d'espèce différente ; on a cru en trouver des preuves non moins évidentes dans la nature même de leur minéralisation. Partant d'idées fausses et préconçues, on s'est contenté de nier leur spécificité par cela seul qu'elles étaient constituées par la réunion de plusieurs substances minérales; or, je ne comprends pas quelle raison on a pu trouver là. D'abord, c'est qu'il n'est nullement prouvé que les substances contenues dans une eau minérale ne forment pas un tout unique, que l'analyse décompose actuellement, mais que la synthèse permettra peut-être un jour de reconstituer de toutes pièces ; ensuite c'est que, en supposant même qu'elle contienne des éléments réellement indépendants, il serait téméraire de conclure que, par ce fait seul, l'eau minérale analysée est dépourvue de spécificité. Le quinquina ne contient-il pas des éléments nombreux que l'analyse a isolés ; en a-t-il pour cela perdu ses propriétés spéci-fiques ? On a dit encore que, si les eaux jouissaient réellement de vertus spécifiques, on ne saurait com-prendre que la même eau puisse agir sur des espèces si diverses, guérir des catarrhes, des névroses, des affections cutanées. A de telles objections, la réponse est facile ; il suffit de faire remarquer aux personnes qui s'en servent pour combattre le spécificité que, si l'eau minérale, dont elles parlent, guérit des névroses, des catarrhes... c'est que ces névroses, ces catharres sont des affections de même nature. Ici ces affections sont des manifestations liées à la diathèse herpétique ; ailleurs elles caractériseront la diathèse arthritique... Ce n'est donc pas aux propriétés des eaux qu'il faut attribuer des contradictions qui ne sont que le fait de notre ignorance sur la nature des maladies que nous sommes appelés à soigner.

Il n'est pour moi nullement douteux que les eaux minérales jouissent de propriétés spécifiques qui, encore mal définies, se dessineront chaque jour davantage, et qui bientôt seront plus nettement établies. La spécificité reconnue n'entraînerait pas forcément, comme le pen-sent certains hydrologistes, un empirisme aveugle. Il ne suffira pas alors d'envoyer à telle ou telle eau tel ou tel malade, pour qu'il en retire tout le bénéfice possible. Il sera toujours nécessaire, indispensable même que, dans ces conditions, le médecin en dirige l'administra-tion, administration qu'il graduera suivant une foule de circonstances dont j'ai déjà parlé, et sur lesquelles je ne reviendrai pas maintenant. Il pourra même se faire que, dans les conditions les meilleures, il n'obtienne que des résultats négatifs. N'en est-il pas du reste de même pour le mercure ou le quinquina ? N'existe-t-il pas des syphilis, des fièvres intermittentes qui sont rebelles à ces médicaments, et, lors même qu'ils doivent les guérir, ne doit-on pas les administrer suivant certaines règles ?

Mais, pour arriver à ce degré de précision si désirable pour la médication thermale, il faut que les recherches des travailleurs aient pour but, non-seulement de bien définir la composition chimique des eaux, leur action physiologique ou thérapeutique sur les organismes sains ou malades ; il faut encore que les états morbides contre lesquels on les emploie soient bien nettement établis ; or, la science médicale laisse encore à cet égard, on doit l'avouer, des lacunes considérables à combler. Ils sont encore peu nombreux, les groupes de manifestations qu'on a désignés sous le nom de diathèses. Les mieux caractérisés sont actuellement ceux qui portent les noms de diathèses syphilitique, scrofuleuse, herpétique. C'est contre les manifestations de la nature de cette dernière que les eaux sulfureuses, et celles de Saint-Sauveur en particulier, sont prescrites avec le plus de succès.

Cette diathèse est de date récente.

Ce n'est que dans ces dernières années qu'à cette diathèse, pressentie depuis longtemps, ont été assignés les caractères qui servent actuellement à en distinguer toutes les manifestations. Pour y arriver, on a suivi la marche qui déjà avait jeté un si grand jour sur les diathèses scrofuleuse et syphilitique ; on s'est efforcé d'en rapporter les manifestations à quatre chefs différents, tenant compte, pour ce classement, de l'époque d'apparition des manifestations, de leur siége, etc. Les résultats qu'a donnés cette manière de faire ont été des plus heureux, et l'on peut dire que maintenant la diathèse herpétique est à peu près complétement constituée. Il existe bien encore quelques points à éclaircir. Ces points n'ont trait qu'à des questions de deuxième ordre, et quand même la solution de ces questions se ferait encore longtemps attendre, il n'y aurait rien là qui puisse porter atteinte à l'existence de cette diathèse. Ces points à éclaircir sont relatifs aux manifestations les plus avancées de la diathèse herpétique. On s'est demandé si cette diathèse, comme les diathèses scrofuleuse et syphilitique, n'affecte pas, à une période avancée, la trame des différents viscères ; si, dans ce cas, elle ne s'accompagne pas d'altérations anatomiques caractéristiques. Quelques auteurs ont cru pouvoir avancer qu'il en était toujours ainsi, et que le cancer et le tubercule n'étaient souvent que des lésions dues à l'existence de la diathèse herpétique. Tout en respectant de semblables opinions, il me semble que la science ne présente pas encore des données assez positives pour qu'on puisse se prononcer d'une manière irrévocable ; aussi me garderai-je bien de trancher cette question. Je n'aurai pas la même réserve au sujet du croup, qui, selon quelques auteurs, M. Guéneau de Mussy entre autres, appartiendrait à une période peu avancée de la

diathèse herpétique. Les observations que j'ai été à
même de faire depuis quelques années m'ont permis
de rencontrer, dans des familles subissant l'influence
évidente de la diathèse herpétique, d'assez nombreux
cas de croup ; aussi n'hésiterai-je pas, en présence de
ces faits, à tenir le croup pour une des manifestations
assez fréquentes de cette diathèse. Comme dans toutes
les diathèses possibles, les manifestations caractéristiques de la diathèse herpétique se succèdent à des
intervalles plus ou moins rapprochés, et, présentant
dans leur succession une certaine régularité, marchent
des parties superficielles vers les parties profondes.

C'est à l'enchaînement que présente la succession plus
ou moins régulière de ces manifestations et au caractère
des affections qui les constituent qu'on reconnaîtra la
diathèse herpétique. On fera bien également, pour arriver
avec plus de certitude à un diagnostic exact, de s'aider
des caractères qu'elle imprime à l'*habitus* de l'individu qui en est atteint, ou plutôt qui est prédisposé à son
évolution. Il présente en effet des caractères qui lui sont
propres et qui ont, lorsqu'on les réunit en faisceau, une
certaine valeur. Sans être chauve, l'herpétique n'a
qu'une chevelure assez peu fournie, ce qui tient à
des éruptions nombreuses de pityriasis, ou bien à des
sueurs abondantes souvent limitées au cuir chevelu et
qui ont déterminé la chute des cheveux. Les paupières
ont en partie perdu leurs cils ; le bord en est rouge et,
parfois le matin, recouvert de petites écailles furfura-
cées. L'embonpoint assez prononcé est le plus souvent
tout à fait nul, lorsque les troubles, déterminés par

la diathèse, durent déjà depuis longtemps, et surtout lorsqu'ils intéressent des organes importants. Ces troubles sont très-variés, et portent tantôt sur la peau, tantôt sur les muqueuses, les muscles, les nerfs : ce sont des éruptions cutanées, humides ou sèches, des flux, des douleurs rhumatoïdes, des névralgies, des névroses même, comme l'asthme, dont la cause la plus fréquente est assurément l'herpétisme.

Lorsque la diathèse est nettement caractérisée, lorsque ses manifestations durent depuis longtemps déjà, lorsqu'elles ont été fréquemment remplacées l'une par l'autre, sans présenter aucune trace d'atténuation, il est rare qu'on puisse en triompher à l'aide de la thérapeutique ordinaire ; c'est alors, si l'on veut obtenir quelque changement dans l'état du malade et susciter une perturbation profonde dans l'économie, qu'il faut se servir enfin d'une médication qui, agissant dans l'intimité des tissus, en change la vitalité ; or, pour arriver à ce but, il n'est pas de moyen plus sûr que l'usage des eaux minérales judicieusement administrées, et parmi ces eaux il n'en est pas, contre la diathèse herpétique, de mieux indiquées que les eaux sulfureuses, et en particulier que celles de Saint-Sauveur. On en verra la preuve dans les quelques observations qui vont suivre, bien que ces observations ne soient que des spécimens, incomplets, de toutes les manifestations relevant de cette diathèse ; mais il sera facile d'y suppléer, si l'on se convainct bien que ces eaux sont aussi efficaces contre les affections herpétiques de la peau que contre celles des muqueuses.

OBSERVATION IV

Catarrhe vésical, angine granuleuse

M. ***, âgé de 64 ans, d'assez forte constitution en apparence, offre tous les attributs de la diathèse herpétique. Il est irritable et porté à la mélancolie. Il est juste d'avouer que ce n'est pas tout à fait sans raison, car il a été vivement éprouvé par de violents chagrins domestiques.

C'est la troisième fois qu'il vient à Saint-Sauveur, attiré par l'amélioration rapide qui avait succédé à la première cure, et persuadé que, si les résultats de l'année dernière n'ont pas été plus satisfaisants, il est facile d'en trouver la cause dans les ennuis et les fatigues qu'il eut à endurer en quittant les eaux.

M. *** a toujours été essentiellement nerveux, très-impressionnable ; je dirai même que sa mobilité nerveuse était plutôt morbide que normale. Dès sa plus tendre enfance, il donna des marques de somnambulisme qui ne se dissipèrent point lorsqu'il atteignit l'âge adulte ; c'est même à l'un de ses accès qu'il rapporte le début des troubles laryngés qui, depuis lors, se sont accrus. Jusque-là il n'avait eu que d'assez légers malaises, à l'exception toutefois d'une fièvre typhoïde, qui fut soignée par la méthode Leroy, et de quelques éruptions pytiriasiques ou eczémateuses qui s'étaient montrées au cuir chevelu, vers les mains, sur les bourses et les parties internes des cuisses. C'est en 1844 que, éveillé en sursaut dans un de ses accès de somnambulisme et ne se rendant pas compte de sa position, il se mit à pousser de tels cris, croyant que quelques personnes s'étaient introduites chez lui, que des accidents inflammatoires aigus se développèrent du côté du larynx. Ces accidents présentèrent une telle persistance qu'il se décida à consulter M. Trousseau. Il fut alors traité par la solution au nitrate d'argent, et envoyé au mont Dore.

Ces troubles se dissipèrent en partie ; mais il resta toujours un état inflammatoire subaigu qui, à la moindre imprudence, prenait un caractère d'acuité. La voix était sans cesse rauque, à la moindre transition brusque de la chaleur au froid. Le matin, les crachats étaient visqueux, difficiles à expectorer. Cette infirmité, plutôt que cette maladie, persista sans grande complication et sans présenter d'aggravation manifeste.

M. ***, excessivement prudent, est esclave de sa santé. Il n'a jamais fait d'excès. Il n'a jamais eu ni chaude-pisse, ni syphilis. Des hémorroïdes, qui survinrent peu de temps après l'apparition de cette laryngite, coïncidèrent avec une diminution dans l'état des symptômes.

En 1854, M. *** eut de nouveaux chagrins : il perdit sa femme ; son état empira ; de nouvelles manifestations apparurent. Il ressentit, au niveau du périnée, des douleurs en urinant ; la région hypogastrique était tendue, douloureuse ; les mictions fréquentes. Souvent, la nuit, il était obligé de se lever plusieurs fois pour uriner. A la fin de chaque émission d'urine survenait une douleur des plus vives. Le jet étant peu considérable, on pensa à un rétrécissement ; mais on n'en trouva pas trace.

L'urine laissait, au fond du vase, un dépôt blanchâtre, quelquefois purulent. On diagnostiqua un catarrhe vésical et on conseilla les eaux de Pougues. Le malade ne retira aucun bénéfice d'une cure faite à cette station. C'est à la suite de cette saison qu'il vint à Saint-Sauveur.

Une première cure consistant en bains, boissons, douches pharyngiennes, gargarismes, fut suivie d'une amélioration rapide. La gorge devint presque insensible ; mais c'est surtout du côté de la vessie que les changements furent plus prononcés. Les mictions furent moins fréquentes, moins douloureuses ; les urines cessèrent d'être filantes, de déposer des matières pseudo-membraneuses ; le jet était plus gros, plus fort. Cet état persista quelques mois, et, bien que l'amélioration ne continuât pas à se maintenir tout entière, il fut évident pour M. *** que l'état de ses souffrances était notablement amendé. C'est pour compléter cette guérison qu'il revint en 1863. Je ne rappellerai pas les causes qui, de l'avis même du malade, ont pu entraver le bénéfice des eaux ; je dirai seulement qu'il est à peu près dans le même état qu'en 1863 lorsqu'il se présente en 1864 à mon observation. La gorge est toujours prise, la vessie est douloureuse, les urines altérées, et il est facile de constater sur le corps des traces d'éruptions eczémateuses.

Au laryngoscope on observe une injection très-vive du larynx. On voit sur le pharynx quelques granulations. On n'en aperçoit aucune sur la muqueuse du larynx.

L'appétit est assez bon, quoique irrégulier ; le malade se plaint souvent de céphalalgie. Rien de particulier à signaler du côté du poumon ou du cœur.

En tenant compte des cures déjà faites par le malade, je le mets, dès le début, au traitement complet, qu'il exagère de son chef. C'est ainsi qu'il porte à quatre ou cinq le nombre des verres d'eau qu'il boit, et qu'il prolonge outre mesure les douches pharyngiennes. Bientôt surviennent des accidents amenés par cette imprudence : un état fébrile des mieux accentués avec frisson, de l'anorexie, de la diarrhée avec un état inflammatoire suraigu du pharynx et de la partie supérieure du larynx, caractérisé par une douleur vive et une sensation de sécheresse, bientôt suivie d'une expectoration abondante. Au laryngoscope, on aperçoit une rougeur plus uniforme de toutes ces parties. Les mictions deviennent plus fréquentes ; l'urine change de nature, et, sous l'influence de l'excitation fébrile, laisse déposer une grande quantité d'urates et d'acide urique. Une suspension de quelques jours, un traitement approprié a bientôt raison de ces différents troubles. M. *** se soumet alors plus docilement au régime que je lui prescris et arrive, sans encombre notable, à la fin de son traitement. Il quitte Saint-Sauveur sensiblement amélioré. Une chose m'a frappé, toutefois, aussi bien que le malade, c'est qu'il est d'une susceptibilité plus grande à l'endroit des eaux qu'il ne l'était à son premier voyage. Ce fait confirme l'opinion que j'ai avancée quelque part : c'est qu'il est rare que la durée d'une deuxième ou d'une troisième cure à la même eau puisse être aussi longue que la première.

OBSERVATION V

Angine granuleuse, tuméfaction ganglionnaire du cou. — Granulations du col de l'utérus. — Leucorrhée. — Amaigrissement. — État moral mauvais.

Mme *** est chétive en apparence, mais elle n'a pas toujours eu cet aspect maladif. Avant son mariage, elle était fraîche et d'un embonpoint, sinon exagéré, du moins fort satisfaisant. Elle était du reste d'une santé excellente, et ne fut jusque là jamais sérieusement malade, bien qu'elle ait habité pendant longtemps quelques-unes des parties insalubres de l'Afrique. Née de parents atteints d'herpétisme, elle présente les attributs de cette diathèse. Essentiellement nerveuse , elle a souvent été en butte à des atteintes de pityriasis ; mais ces manifestations étaient fort légères. Ce n'est qu'à la suite de sa seconde couche que se manifestèrent des accidents qui n'attendaient sans doute pour se produire qu'une cause déterminante. Ce sont ces accidents qui l'amènent à Saint-Sauveur. Sa première grossesse fut heureuse, et les suites ne présentèrent rien de particulier. La réapparition des époques menstruelles ne se fit pas longtemps attendre, et elles se montrèrent avec la régularité qu'elles avaient avant. Il n'en fut pas de même après la deuxième grossesse ; les règles se rétablirent plus difficilement et présentèrent depuis lors, c'est-à-dire depuis trois ans, quelques anomalies auxquelles Mme *** n'était point habituée. Elles devinrent douloureuses et s'accompagnèrent, avant et après l'apparition de l'écoulement sanguin, de flueurs blanches qui prirent bientôt une certaine intensité et se montrèrent presque constamment dans l'intervalle de deux époques. En même temps survinrent de fréquents maux de gorge qui revêtirent un caractère de chronicité. Mme *** se plaignit bientôt d'une sensation de chaleur à la gorge ; la déglutition était souvent difficile et nécessitait parfois le besoin de boire. Le matin et le soir surtout, lorsqu'elle allait en soirée, Mme *** était prise d'une toux sèche ou plutôt d'efforts d'expuition qui ne provoquaient la sortie que de crachats rares et peu abondants. Ces souffrances, d'abord toutes locales, retentirent bientôt sur l'économie entière. L'appétit diminua d'une manière sensible; il devint irrégulier. Mme *** maigrit peu à peu ; son caractère devint inégal. Tantôt, et sans motif, d'une gaieté folle, elle se laissait aller, d'autres fois, au découragement le plus complet.

Mme *** tomba bientôt dans une apathie qu'expliquait en partie son état anémique. Le moindre mouvement déterminait de l'essoufflement, bien qu'il n'y eût aucune lésion du côté des organes thoraciques. Parfois sous l'influence d'une émotion un peu vive, d'autres fois, sans cause appréciable, Mme *** était prise de troubles dyspnéiques de courte durée, rappelant par leur allure les accès de spasme laryngien. Les troubles locaux pharyngiens et utérins ne firent que s'accroître sous l'influence de ces troubles généraux ; il survint une tuméfaction des ganglions cervicaux, qui forment actuellement de chaque côté comme une espèce de chapelet ; les flueurs blanches devinrent très-abondantes ; les douleurs utérines presque continues. A l'examen du pharynx on constate sur ses parois la présence de granulations ; ces granulations se retrouvent jusque dans le larynx ; la muqueuse qui les sépare est rouge, comme vernissée, et striée par des veines volumineuses qui serpentent à sa surface. Du côté de l'utérus, on trouve un état à peu près analogue ; le col est légèrement abaissé ; la matrice faiblement infléchie en avant. Il n'y a rien de particulier dans les culs-de-sac vaginaux. Le col présente une certaine augmentation de volume ; il est sensible au toucher, et de son intérieur s'échappe un liquide glaireux et blanchâtre. Lorsqu'on l'enlève, à l'aide d'une petite éponge, on aperçoit que la teinte rougeâtre de la muqueuse se continue sur la surface interne de l'utérus, qui présente sans doute la même lésion que celle du col.

Mme *** a été soumise, et pendant longtemps, à une médication topique et générale des plus variées : c'est par suite de l'insuccès qu'eut cette médication, et aussi à cause de la ténacité de sa maladie, que Mme *** s'est décidée à venir aux eaux de Saint-Sauveur. En présence de manifestations locales aussi nombreuses et aussi fortement accentuées, en présence d'un état général aussi gravement atteint, je n'ai pas hésité à employer tous les moyens thérapeutiques que pouvaient me fournir les eaux minérales : bains, injections vaginales, douches pharyngiennes et générales, tout a été mis en usage, pendant que je prescrivais à l'intérieur l'eau de la Hontalade et l'eau ferrugineuse de Viscos.

Je dois dire que j'ai trouvé chez Mme *** un grand courage, mais surtout une résistance vitale qu'au premier abord elle ne paraissait pas avoir, et qui m'a parfaitement secondé dans la direction du traitement. Mme ***. a très-bien résisté aux fatigues de la cure. A peine a-t-il été nécessaire de l'interrompre par quelques rares supensions de l'uu ou de l'autre, ou de tous les agents thérapeutiques, suspensions de courte durée et nécessitées tantôt, au début, par un peu de malaise fébrile, tantôt par des accidents locaux produits par la congestion ou par l'état inflammatoire subaigu que déterminent presque toujours, et souvent à plusieurs reprises, pendant la durée d'une cure, du côté de l'utérus ou du pharynx, les injections ou les douches, accidents qui, ainsi que je l'ai dit, ne présentent aucune gravité, qu'on ne peut le plus souvent éviter, et qui paraissent nécessaires à la modification d'un état local grave. Ces accidents cédèrent rapidement, comme toujours, au repos et à une médication pharmaceutique presque insignifiante.

Pendant la durée de son traitement à Saint-Sauveur, Mme *** a recouvré son appétit et assez de force pour se livrer à des exercices fatigants. Vers la fin de la cure, elle était capable de se tenir plusieurs heures à cheval. Les malaises nerveux étaient moins fréquents, le découragement moins grand. L'état général n'a pas été seul amélioré; le pharynx est moins injecté; la coloration de la muqueuse est moins vive; les granulations sont moins nombreuses et paraissent un peu plus pâles. Mme *** accuse moins de gêne de ce côté; elle n'éprouve plus si souvent ce besoin d'expuition, de toux ; elle n'a pas eu, depuis son arrivée à Saint-Sauveur, ces accidents spasmodiques qui, pour elle, étaient si pénibles. Même changement du côté de l'utérus, douleurs moins vives, col moins volumineux, granulations plus rares. L'écoulement leucorrhéique a cessé sous l'influence du traitement général, mais surtout sous l'influence des injections vaginales. Ce qui le prouve, c'est que, lorsque Mme *** a été obligée d'interrompre, une ou deux fois, l'usage de ces injections, l'écoulement est apparu de nouveau, bien que moins abondant. Les règles elles-mêmes ont subi l'influence du traitement ; elles se sont montrées une fois sans douleur. Le sang en était plus riche, plus abondant ; ce qui paraissait indiquer que l'état anémique de Mme *** avait à peu près disparu. J'ai revu Mme *** ; le changement qui, à Saint-Sauveur, s'était manifesté dans son état, non-seulement s'est maintenu à son retour chez elle, mais il s'est accentué de plus en plus ; Mme *** a pu reprendre ses habitudes, aller dans le monde, s'exposer par conséquent à de brusques alternatives de chaleur et de froid, sans avoir à déplorer le retour des malaises que lui faisait éprouver la pharyngite granuleuse dont elle était atteinte. Les ganglions cervicaux sont devenus presque imperceptibles ; la santé générale est très-bonne ; le moral excellent. A l'examen, on ne trouve dans le pharynx que les traces variqueuses d'une injection qui a longtemps duré ; pas l'ombre de granulations. Il n'en est pas tout à fait de même du col de l'utérus, qui est resté un peu volumineux, légèrement granuleux, sans causer de douleurs bien vives, sans déterminer de flux leucorrhéique. Je ne doute pas qu'une seconde cure à Saint - Sauveur ne débarrasse complétement Mme *** de tous ses malaises.

CHAPITRE XI

Je n'ai pas encore pu me faire une idée bien exacte de l'action des eaux de Saint-Sauveur sur les diathèses autres que la diathèse herpétique, attendu que je n'ai guère eu à observer jusqu'à présent que des malades atteints de cette dernière diathèse. Je ne doute pas, toutefois, que, comme la plupart des eaux thermales, les eaux de Saint-Sauveur n'aient une certaine efficacité contre les manifestations légères de la diathèse arthritique, et surtout contre l'un des éléments de cette diathèse, contre l'élément douleur. Ce qui me le fait supposer, c'est que cette manifestation, propre à la diathèse arthritique et commune à d'autres, cédant assez facilement à l'usage d'eaux qui ne jouissent pas plus que celles de Saint-Sauveur des vertus curatives spécifiques de cette diathèse, me semble plutôt disparaître sous l'influence des propriétés physiques des eaux, l'élévation de leur température, par exemple, que sous l'influence de leurs propriétés chimiques. Ce qui me confirme du reste dans cette supposition, c'est qu'avant la découverte de Bézégua les eaux de Saint-Sauveur étaient surtout vantées et recherchées par les habitants du pays atteints de douleurs rhumatismales. Je puis enfin citer à l'appui de cette opinion deux de mes observations, dont les malades guéris me paraissent avoir été en butte à la diathèse arthritique.

OBSERVATION VI

Troubles dyspeptiques datant de plusieurs années. — Vomissements alternant avec des douleurs rhumatismales musculaires ou articulaires.

M. ***, âgé de 38 ans, est grand, sec, bien constitué et doué d'une résistance vitale peu commune.

M. *** a toujours joui d'une excellente santé, bien que, né de parents goutteux, il ait présenté, à plusieurs reprises, des accidents de nature arthritiqne, des douleurs rhumatoïdes vagues, des douleurs articulaires plus persistantes, qui même se localisèrent parfois et lui inspirèrent d'assez vives inquiétudes. Il y a une quinzaine d'années, M. *** entreprit un voyage rempli de fatigues et d'émotions. Il fit le tour du monde et, pendant plusieurs années, il eut à subir, non-seulement les fatigues d'une télle expédition, mais encore les rigueurs alimentaires du régime peu varié qu'on trouve à bord des simples voiliers ; son estomac se fatigua d'une telle nourriture, et depuis il fut en proie à des troubles digestifs qui persistent depuis une dizaine d'années, alternant fréquemment avec des douleurs rhumatoïdes. M. *** a remarqué, en effet, que lorsqu'apparaissent des douleurs siégeant vers les deltoïdes ou les parois thoraciques les fonctions digestives se font plus régulièrement. Ces troubles digestifs, sans être continus, sont toutefois assez fréquents et consistent en vomissements qui surviennent parfois le matin, mais le plus souvent après les repas. Il est certains aliments qui ont le privilége de les provoquer ; ainsi M. *** ne peut digérer les choux, ni les aliments de haut goût. Il lui arrive parfois de rendre tout ce qu'il vient de prendre, et, s'il a le courage de manger de nouveau, de garder cette fois les aliments. Ces troubles digestifs ne sont pas continus; ils durent parfois un mois, six semaines, puis disparaissent pendant quelques jours. Cette guérison apparente coïncide toujours avec la manifestation de douleurs rhumatoïdes. La persistance de ces troubles digestifs n'a pas eu sur l'économie de M. *** le retentissement qu'on serait en droit d'en attendre, ce qui tient sans doute à ce que, malgré ces vomissements, les digestions n'ont jamais toutes été complétement troublées. Ces vomissements, qui durent depuis si longtemps, ont déterminé à l'épigastre une sensation douloureuse assez vive, qui est permanente et que la pression exagère. Ils ont provoqué, en outre, un état d'irritabilité nerveuse des plus pénibles. M. *** est excessivement impressionnable ; un léger courant d'air froid, une émotion un peu vive suffit pour troubler sa digestion. Il est, depuis quelque temps, sujet à des palpitations cardiaques, qui se manifestent à la moindre cause; et cependant on ne trouve du côté du système artériel et veineux rien qui puisse donner l'explication de ces troubles. M. *** est seulement légèrement anémique. Il ne présente aucune lésion du côté des poumons, et le plus grand malaise dont il se plaigne consiste en douleurs hémicraniques qui semblent de nature rhumatoïde, et qui se présentaient assez fréquemment avant son arrivée à Saint-Sauveur.

Suivant le conseil de son médecin, M. *** a fait à Paris un peu d'hydrothérapie. Sous l'influence de ce traitement, l'état de M. *** s'est légèrement amélioré. Les vomissements ont perdu de leur fréquence, et, depuis six semaines, n'ont reparu qu'à de rares intervalles, tous les sept ou huit jours. C'est dans ces conditions que M. *** vient à Saint-Sauveur. Je me contente de lui prescrire des bains à l'établissement, et l'eau de la Hontalade à l'intérieur. Il supporte assez bien l'usage des bains, que je lui conseille de ne pas prolonger au delà de 15 minutes, et triomphe assez rapidement de la répugnance qu'il avait pour l'eau en boisson. La médication thermale ne lui cause aucun malaise, si ce n'est un peu de constipation, qu'il combat aisément avec de la magnésie. Il arrive ainsi jusqu'au douzième ou au quinzième bain, n'ayant pas eu de vomissement, bien qu'il n'apporte aucun soin dans le choix de ses aliments et qu'il s'expose aux fatigues des excursions les plus dures. C'est alors qu'une tentative, faite à mon insu, fut loin d'être heureuse. Deux ou trois douches générales provoquèrent chez M. *** un état de malaise avec angoisse précordiale, et déterminèrent, très-probablement, le retour des vomissements. Il suffit de supprimer l'usage des douches pour faire cesser ce malaise tout nerveux, car je ne trouvai de lésion ni au cœur, ni aux poumons. M. *** continua donc l'usage des bains seulement et de l'eau de la Hontalade; il arriva à en boire deux verres par jour. Avec ce régime, l'amélioration dans l'état de M. *** augmenta chaque jour; les vomissements ne se reproduisirent plus, la douleur épigastrique disparut. Il quitta Saint-Sauveur à peu près guéri.

OBSERVATION VII

Douleurs névralgiques se fixant tantôt à la région frontale, tantôt vers le col de l'utérus et alternant avec des douleurs rhumatoïdes.

Mme *** est âgée de 28 ans, d'un embonpoint satisfaisant, bien qu'elle fasse remonter ses souffrances à sept ans. Jusqu'à cette époque, elle s'était toujours bien portée ; la menstruation s'était facilement établie, vers l'âge de quatorze ans, et depuis les époques avaient été assez régulières.

En 1856, elle devint enceinte. Sa grossesse n'arriva pas à terme ; elle mit au monde un enfant de sept mois. Dès lors, elle eut à supporter des douleurs presque continuelles, affectant la forme névralgique, se déplaçant avec une assez grande facilité, tout en gardant un caractère d'acuité très-prononcé. C'est habituellement à la tête qu'elles se montrent, souvent sous forme de migraine; elles paraissent suivre le trajet des branches occipito-frontales; d'autres fois elles se fixent vers l'utérus, et là prennent les allures qu'on assigne généralement aux douleurs névralgiques du col.

D'autres fois, enfin, la douleur perd son caractère névralgique pour devenir essentiellement arthritique. C'est tantôt une grosse articulation qui devient sensible, tuméfiée; parfois même il en est plusieurs qui se prennent, comme les deux genoux. Mme ***
n'a jamais eu d'accès de goutte, et, jusqu'à ce jour, les petites articulations ont été indemnes de fluxion.

Lorsque la douleur se fixe vers la tête ou vers l'utérus, elle affecte un caractère de continuité désolant; elle persiste parfois plusieurs semaines, ne présentant que des exacerbations mal dessinées, qui résistent à toute espèce de médication antipériodique. Cette douleur s'accompagne de troubles fonctionnels de voisinage, qui augmentent encore les souffrances qu'elle fait endurer à la malade. Siége-t-elle dans la région occipito-frontale? L'ouïe devient d'une sensibilité douloureuse, l'œil est larmoyant, la mastication difficile. Est-ce l'utérus qu'occupe cette douleur? L'état de Mme *** est plus pénible encore, car la douleur ne se limite pas à cet organe; elle s'irradie vers les parties voisines. Elle rend alors la marche difficile, la miction fréquente et douloureuse; elle s'accompagne d'une aggravation du flux leucorrhéique dont Mme *** est presque constamment atteinte. Malgré l'acuité de ces douleurs, qui ne laissent à la malade que peu de répit, l'état général de Mme *** n'a été que faiblement affecté. L'appétit s'est conservé, les fonctions circulatoires et respiratoires ne présentent aucun trouble. La menstruation offre à peine quelque anomalie, parfois un peu de retard; ce qui ne manque jamais, dans ces cas, d'attirer vers l'utérus l'élément douleur, au bénéfice des autres organes.

Ces douleurs, dont la caractéristique est surtout l'irrégularité qu'elles affectent dans leur marche, se dessinent toutefois avec plus de netteté l'hiver que l'été, par les temps humides que par les temps secs.

Pendant quatre ans on a tenté toutes les médications pharma-ceutiques possibles, et cela sans bénéfice aucun. On a cherché vainement à combattre le mal local; on a essayé, sans plus de succès, de modifier l'état diathésique général; de guerre lasse, on a conseillé à Mme *** l'usage des eaux. Une saison faite en 1861 à Luchon n'a donné que des résultats insignifiants; il en fut de même l'année suivante avec les eaux de Wildbad. Comme dernière tentative, Mme *** se décide à venir à Saint-Sauveur.

A son arrivée, Mme *** est dans un état de calme, ou plutôt de bien-être relatif. Rien ne s'opposant à ce qu'elle commence l'usage des eaux, je les lui prescris sous forme de bains d'abord, puis sous forme d'injections vaginales et de douches générales. Au bout de quelques jours, Mme *** se plaint de douleurs hypo-gastriques, de ténesme vésical, sans changement dans la quan-tité ou la qualité de l'urine. Deux ou trois jours d'arrèt dans le traitement jugent bien vite ces souffrances, qui ne se re-produisent plus. Mme *** est surprise elle-même, non-seulement de ne point voir son état s'aggraver comme à Luchon et à Wildbad, mais de ne ressentir, pendant son séjour à Saint-Sauveur, que des douleurs insignifiantes et très-fugaces, bien qu'elle ne prenne qu'assez peu de précaution et que, malgré ma défense, elle s'expose parfois le soir à la fraîcheur de l'air. J'ai revu Mme ***, qui a passé un excellent hiver, qui n'a ressenti que des atteintes de douleur à peu près nulles, qui toujours vont s'amoindrissant. Elle se regarde, et à juste droit je crois, comme guérie.

Sans avoir pour le traitement de la diathèse scro-fuleuse l'action spécifique qu'elles me semblent pos-séder lorsqu'il s'agit de la diathèse hérpétique, les eaux de Saint-Sauveur paraissent être heureusement admi-nistrées à certaines manifestations légères de la scrofule. C'est surtout contre ces manifestations, qui ne survien-nent qu'accidentellement et sous l'influence de causes diverses, que je les ai employées avec succès. Ces

manifestations apparaissent chez des personnes délicates et lymphatiques plutôt que scrofuleuses, chez des
personnes qui ne sont que faiblement atteintes de
cette diathèse et qui, grâce à un régime bien entendu,
ont échappé à la plupart des manifestations scrofuleuses de l'enfance ou qui n'en ont présenté que des
traces peu apparentes; chez des personnes enfin dont
le facies n'a rien de l'*habitus* classique des scrofuleux. Ces manifestations, que j'ai été à même de soigner, avaient trait tantôt à des engorgements du col
utérin, consécutifs à des grossesses, ou accompagnant
des leucorrhées chroniques; d'autres fois il s'agissait
de blennorrhées, d'enrouements qui s'étaient manifestés
à la suite d'excès de chant. Je n'ai pas besoin de dire
que dans tous cas je n'ai jamais constaté d'accidents antérieurs qu'il me fût permis de rapporter à
l'existence de la diathèse herpétique. Tout, au contraire , portait à croire que l'affection locale en
question était bien de nature scrofuleuse. On peut se
demander quel est dans ces cas le mode d'action des
eaux de Saint-Sauveur. Je crois que, sans agir ici
d'une manière spécifique, comme elles le font pour les
affections de nature herpétique, elles ont toutefois une
action double locale et générale. Elles agissent d'une
manière générale par la propriété stimulante, qu'elles
partagent avec toutes les eaux minérales, et modifient
ainsi très-heureusement l'économie toute entière. Leur
action locale tient à la propriété dont elles jouissent
de stimuler certains organes tels que l'utérus, la vessie, le larynx, et qui constitue un des éléments de leur
vertu spécifique.

C'est à cette heureuse particularité qu'elles doivent même d'être prescrites avec bonheur contre certaines affections utérines et vésicales qui se manifestent, ainsi que je le ferai voir, en dehors de toute espèce d'influences diathésiques, herpétique, arthritique ou scrofuleuse.

OBSERVATION VIII

Mme *** est grande, forte et, en apparence, assez bien portante; mais si l'on écoute un instant le récit de toutes les affections qu'elle a présentées, on s'aperçoit bientôt qu'elle est sous l'influence de la diathèse scrofuleuse, qui, pour n'être pas très-prononcée chez elle, n'en a pas moins attesté sa présence par des manifestations nombreuses et variées. Dans son enfance, Mme *** a été sujette à des maladies oculaires très-tenaces, à des engorgements ganglionnaires, à des rhumes longs et fréquents. Elle n'a été formée que péniblement, bien qu'avec une apparence de santé excellente; elle a depuis lors été souvent exposée à des flux leucorrhéiques abondants.

Malgré l'embonpoint dont jouit Mme ***, il est facile de reconnaître que son sang est peu riche en éléments globulaires; elle est en effet d'une pâleur jaunâtre caractéristique, et cependant l'ensemble des fonctions est assez bon, le sommeil est satisfaisant, l'appétit assez régulier; la poitrine, malgré la susceptibilité qu'elle a toujours conservée, ne présente aucun symptôme inquiétant. C'est à peine si l'on rencontre au cœur l'existence d'un souffle anémique. C'est pour des troubles utérins que Mme *** vient à Saint-Sauveur; ces troubles remontent à sa dernière grossesse, c'est-à-dire à trois ans environ; jusquelà, ils avaient été trop légers pour attirer son attention d'une manière spéciale.

Après ses couches, Mme *** ressentit vers l'utérus une douleur presque continuelle; l'écoulement leucorrhéique devint permanent et très-abondant ; les époques furent douloureuses, irrégulières ; c'est alors qu'elle se décida à consulter son médecin, qui reconnut une légère antéflexion, avec tuméfaction et altération du col, qui était violacé, sensible, et qui saignait facilement au toucher.

Mme *** subit un traitement général et un traitement local. Elle fut mise à l'huile de foie de morue, aux ferrugineux, et cautérisée plusieurs fois, sans amélioration notable. Elle se décida, sur le conseil de son médecin, à se rendre à Saint-Sauveur. Traitée par les bains, les injections vaginales, Mme *** vit son état s'améliorer bientôt sensiblement ; les souffrances cessèrent rapidement, l'écoulement leucorrhéique disparut en partie. Un mois après, le col de l'utérus avait notablement diminué de volume ; l'ulcération était cicatrisée, et la coloration morbide de la muqueuse qui le recouvre s'était à peu près effacée.

Pour favoriser l'action locale des eaux, j'utilisai en même temps, en faveur de l'état général de Mme ***, toutes les ressources que fournit la station de Saint-Sauveur : eaux sulfureuses en boisson, eaux ferrugineuses, promenades au grand air, et je crois que c'est à l'heureux effet de cette médication générale autant qu'à l'action locale des eaux sulfureuses qu'il faut rapporter les modifications rapides qui survinrent du côté de l'utérus.

Mme *** avait avec elle sa petite fille âgée de 3 ans, et comme elle affectée de scrofule. Cette enfant avait déjà présenté quelques-unes des manifestations propres à cette diathèse. Lorsqu'elle vint à Saint-Sauveur, elle était, depuis quelques mois, atteinte d'un impétigo des fosses nasales qui avait résisté à tout espèce de traitement interne et externe. Je la soumis, autant que le permettait son âge, au traitement des eaux de Saint-Sauveur ; j'engageai surtout la mère à ne pas négliger l'action topique de ces eaux. Chaque jour, l'enfant prenait une douche nasale, à faible jet. Cette médication eut le résultat le plus satisfaisant et, à son départ de Saint-Sauveur, l'enfant était débarrassée d'un enchifrènement qui durait depuis plusieurs mois, et qui s'accompagnait de douleur, de saignements de nez lorsque se détachaient les croûtes.

Outre ces manifestations légères qui sont heureusement modifiées par l'usage des eaux de Saint-Sauveur, il est d'autres troubles également dus à la diathèse scrofuleuse ou plutôt au lymphatisme, et qui s'amendent aussi rapidement par l'usage de ces eaux. Je veux parler de ces prédispositions fâcheuses aux maux de gorge et aux rhumes, prédispositions qui se traduisent à l'état de santé par une petite toux sèche et fréquente. Dans ces cas, la muqueuse du pharynx ne présente aucune lésion, et il n'y a, ni à l'auscultation, ni à la percussion, d'altérations appréciables du poumon. Parmi les nombreux exemples qui se sont présentés à mon observation, celui de M. *** est un des plus frappants.

M. *** est âgé de 18 ans; il est grand, mais d'une faible constitution. Il a presque toujours été maladif, bien que né de parents sains. Il a été en butte à toutes les poussées scrofuleuses légères de l'enfance. Actuellement il ne lui reste qu'une extrême susceptibilité du larynx. La moindre exposition au froid, la moindre fatigue détermine chez lui de l'enrouement. Il évite avec soin toutes ces causes de malaise, et cependant il ne peut se débarrasser du retour fréquent d'une toux sèche, rare, dont il rapporte le siége à un embarras situé dans les parties supérieures des voies respiratoires.

Toutes les fonctions s'exécutent parfaitement bien, et n'était un sentiment de fatigue qu'un rien peut développer, et qui tient sans doute à la croissance rapide que sa taille a prise dans ces derniers temps, n'était aussi cette facilité à s'enrouer, M. *** se regarderait comme jouissant d'une santé excellente. L'examen du pharynx et du larynx permet de constater l'état sain de toutes ces parties. M. *** commence, aussitôt son arrivée, le traitement thermal, consistant pour lui en boissons, en bains, mais surtout en douches pharyngiennes, dont je suis avec grand soin l'action, vu la susceptibilité de cet organe. Plusieurs fois je

suis obligé de suspendre les douches ; néanmoins, M. *** atteint la
20e douche sans avoir trop éprouvé de fatigue. Il est, tout d'a-
bord, difficile de juger de l'effet de cette médication, car, on le
sait, il survient toujours un état subinflammatoire qui en masque
le résultat ; mais, cet état passé, M. *** constate que sa toux a
disparu et qu'il peut maintenant s'exposer impunément à l'action de divers modificateurs qu'il devait autrefois éviter avec
soin.

Je n'ai rien de neuf à dire sur la manière dont se
comportent les eaux de Saint-Sauveur à l'endroit de la
syphilis. Je n'ai rencontré de manifestations syphilitiques
que chez un petit nombre de mes malades. J'ai pu
constater, toutefois, que l'action des eaux de Saint-
Sauveur employées contre cette diathèse est la même
que celle des autres eaux sulfureuses chaudes des
Pyrénées. Comme elles, en effet, elles jouissent de la
propriété de provoquer, dans certains cas, le retour de
certaines manifestations ; elles semblent également faciliter l'action du mercure, dont elles précipitent la
sortie lorsqu'il s'est accumulé dans l'organisme.

Sans avoir enfin d'action spéciale contre cette diathèse, elles sont utilement prescrites lorsque la syphilis
a sévi sur des organismes profondément débilités, ou
déjà sous le coup d'autres diathèses ; ou bien encore
lorsque la syphilis a produit par elle-même un état
cachectique prononcé. Prises dans ces conditions, les
eaux de Saint-Sauveur donnent du ton à l'économie,
et si elles ne guérissent pas les malades, elles ont
l'avantage de les mettre à même de profiter d'une
médication spécifique bien entendue.

CHAPITRE XII

Manifestations locales non diathésiques guéries ou amendées par les eaux de Saint-Sauveur. — De la saison des eaux.

Frappés des résultats heureux que donne l'usage des eaux de Saint-Sauveur dans le traitement des manifestations locales dues à la diathèse herpétique, et dans le traitement de celles qui sont liées à la diathèse scrofuleuse légère, guidés en outre par l'action élective de ces eaux vers certains organes, quelques médecins se sont demandé s'il n'y aurait pas avantage à les prescrire dans certaines maladies propres aux organes qui sont les siéges électifs de leur action locale, dans ces maladies qui se manifestent en dehors de toute espèce d'influences diathésiques, herpétique, arthritique ou scrofuleuse. C'est pour obéir à cette idée préconçue qu'on les a conseillées contre les blennorrhées uréthrales, suites de rétrécissements ou de chaudepisses, contre les catarrhes vésicaux qu'occasionne la présence de calculs, ou le trop fréquent usage de sondes ou d'instruments de lithotritie, contre certaines leucorrhées idiopathiques ou consécutives à des inflammations de la muqueuse utérine, contre des ulcérations et des engorgements du col de la matrice qui avaient résisté à toute espèce de traitement, et même aux cautérisations, contre des tuméfactions péri-utérines déterminées par des péritonites locales. On les a prescrites dans le but de régulariser les fonctions cataméniales, de combattre certaines causes de dysménorrhée, liées à des déviations et à des névralgies utérines rebelles; dans le but, enfin, d'agir contre ces troubles intestinaux et dyspeptiques, accompagnés d'états névropathiques qu'ils ont déterminés.

Or, dans toutes ces conditions, les résultats qu'on a obtenus ont répondu à l'attente des médecins, si même ils ne l'ont pas dépassée. Sous l'influence de la congestion que ces eaux produisent vers l'utérus et ses annexes, vers le larynx, le pharynx et l'estomac, les troubles locaux, d'abord accrus, se modifient ensuite d'une manière si absolue qu'ils font bientôt place, sinon à une guérison toujours complète, du moins à un état de bien-être relatif très-marqué. Pour expliquer les bons effets locaux que déterminent dans de telles conditions les eaux de Saint-Sauveur, il faut tenir compte, je crois, aussi de l'amélioration rapide qui, sous l'influence de l'action générale de ces eaux, se manifeste promptement dans ces organismes, si fortement éprouvés par des affections locales qui, telles que celles du pharynx, du larynx ou de l'estomac, nuisent à l'hématose ou à l'assimilation, ou qui, telles que celles de l'utérus et de la vessie, s'accompagnent d'écoulements qui jettent les individus qui en sont atteints dans un sérieux état de prostration et qui, par la douleur qu'elles occasionnent, provoquent l'apparition d'une susceptibilité nerveuse des plus déplorables et des plus opposées à un état de santé régulier.

Ce qui hâte peut-être la rapidité avec laquelle se manifeste cette amélioration dans l'état général des malades, c'est qu'à Saint-Sauveur ils ne sont pas seulement soumis à l'action des eaux sulfureuses, ils bénéficient encore, lorsque leur état le permet, de l'usage des eaux ferrugineuses, qui abondent dans le pays.

Ces eaux contiennent, ainsi qu'on l'a vu, le fer à l'état de crénate ou de carbonate, et, à quelques exceptions près, peuvent être supportées par les estomacs les plus délicats. Aussi n'est-il pas rare de rencontrer des personnes qui, en l'absence de toute affection diathésique ou de toute manifestation locale, viennent à Saint-Sauveur, espérant y modifier heureusement leur constitution épuisée par des chagrins ou par des excès de toute sorte. Il m'a été permis d'en soigner plusieurs et de constater l'heureux effet que, dans ces conditions, on peut encore retirer de ces eaux. Prise entre beaucoup d'autres, l'observation qui termine ce travail fera, je l'espère, foi de ce que j'avance. Mais avant de la rapporter, il est bon, je pense, de mettre sous les yeux du lecteur la relation de quelques faits ayant trait à des affections utérines, vésiales, uréthrales ou stomacales, complétement indépendantes de toute diathèse.

OBSERVATION IX

Dysménorrhée pseudo-membraneuse, datant de plusieurs années, inutilement
traitée par les cautérisations, les saignées, et améliorée par les eaux de
Saint-Sauveur. — État général déplorable.

Mme ***, âgée de trente ans, est d'une bonne constitution,
et ne présente aucune trace de manifestation diathésique.
Rien non plus chez ses ascendants ne peut faire supposer que
l'affection dont elle est actuellement atteinte puisse être rapportée à une maladie constitutionnelle, et cependant, bien
que Mme *** soit très-forte, que son mari ait les apparences
de la santé la plus robuste, qu'il ne soit pas atteint d'affection constitutionnelle, elle n'a jamais eu d'enfant. Réglée de
bonne heure et sans difficulté, mariée à dix-huit ans, Mme ***
a eu, sans cause connue, trois fausses couches : les deux premières ne laissèrent aucune trace dans l'état habituel de sa
santé. Il n'en fut pas de même de la troisième qui survint en
1859, et qui fut suivie d'une péritonite dont les troubles persis-
tèrent pendant six mois. Les règles, depuis lors, furent douloureuses, peu abondantes, sans être toutefois accompagnées de
flueurs blanches. Puis se montrèrent des douleurs rénales, s'irradiant aux cuisses, à l'hypogastre, et qui, pendant les règles,
changeaient de caractère. Ce n'était pas seulement pendant l'é-
coulement qu'elles se manifestaient, mais quelque temps après
qu'il s'était montré. C'est alors que la malade s'aperçut de la
modification survenue dans la nature de l'écoulement. Elle
constata que la réapparition des douleurs coïncidait avec l'expulsion de fausses membranes, offrant une certaine résistance, le plus souvent morcelées en trois ou quatre parties d'étendue variable et atteignant parfois l'épaisseur d'un décime. Elle
put constater en outre que l'expulsion de ces fausses membranes était suivie, chaque fois, de troubles fébriles manifestes
dont la durée variait avec la quantité et l'épaisseur des fausses

membranes expulsées. On prit d'abord ces menstruations anor-
males pour des fausses couches; ce n'est que plus tard, et lorsque
la régularité de leur retour ne put laisser de doute sur leur
nature, qu'on pensa que Mme *** était atteinte de dysménorrhée
pseudo-membraneuse.

La persistance de cette maladie, le retour périodique de la
douleur, les accidents fébriles qui accompagnaient l'expulsion
de chaque membrane eurent bientôt un retentissement sur l'économie entière, et l'on vit apparaître des troubles variés; l'appétit
devint mauvais, irrégulier; les digestions lentes ne permirent
plus qu'une assimilation incomplète; bientôt survint de l'insomnie, puis apparurent des névralgies intermittentes, fugaces, des
points névralgiques très-prononcés entre les épaules, en rapport
avec les troubles dyspeptiques. Actuellement encore tous ces
troubles existent; la malade est pâle et évidemment anémique,
bien qu'on n'entende qu'un léger bruit de souffle; la figure est
fatiguée, les yeux cernés. Il y a de l'œdème des extrémités, surtout lorsque la malade a quelque peu marché. Cet œdème, qui
ne s'explique ni par des lésions vasculaires, ni par des lésions
rénales, puisque l'urine, plusieurs fois examinée, ne contient
pas d'albumine, est très-probablement dû à l'état de faiblesse
générale de la malade. La nuit, les sueurs sont abondantes, et
cependant Mme *** ne tousse pas; il est probable qu'elles tiennent
également à la débilité de la malade.

L'examen local ne décèle rien qui soit digne d'intérêt. Un des
premiers chirurgiens de Paris a cru reconnaître un peu de tuméfaction du col et une légère antéflexion, lésions que d'autres
chirurgiens n'ont pas retrouvées et qui, si elles ont existé,
semblent avoir actuellement disparu. Dans l'intervalle des menstruations les douleurs sont nulles: on ne les détermine pas
même à la pression. C'est pour tâcher de modifier ces troubles
fonctionnels qui accompagnent chaque menstruation que Mme ***
vient, sur le conseil du chirurgien qui lui donne actuellement
des soins, faire une cure à Saint-Sauveur.

Elle a déjà été soumise à différents modes de traitement qui
n'ont amendé que passagèrement l'affection dont elle est atteinte.

Ainsi, à la suite de saignées, les fausses membranes ont été moins nombreuses, moins épaisses, mais elles ne furent ainsi modifiées qu'à une seule menstruation. Les résultats que donnèrent les cautérisations, faites dans l'intervalle de deux époques, furent absolument les mêmes, c'est-à-dire passagers.

Mme *** s'est progressivement soumise à l'usage des bains, des douches générales; seulement vers la fin de sa cure je lui conseille l'usage des douches ascendantes, qu'elle est obligée de cesser, attendu que ces douches congestionnant vivement l'utérus déterminent des douleurs lombaires trop violentes. Dans le but de modifier l'état assez mauvais des voies digestives, je lui prescris en boisson les eaux de la Hontalade, avant l'heure des repas, et pour combattre l'état d'épuisement que n'accusent que trop bien l'œdème et les palpitations dont elle est fréquemment atteinte, ainsi que l'essoufflement qui se manifeste lorsqu'elle se livre au moindre mouvement, j'utilise l'eau des sources ferrugineuses qui sont si nombreuses à Saint-Sauveur, et que les malades supportent si facilement, mélangée au vin pendant les repas. Sous l'influence de ce traitement, les fonctions digestives s'améliorent rapidement, l'appétit se développe, les forces reviennent peu à peu, les douleurs lombaires sont moins fréquentes, la malade éprouve un état de bien-être manifeste. Cet état augmente peu à peu durant la cure, qui n'est interrompue qu'à de rares intervalles.

C'est ainsi que du 20 au 25 juillet il ne se présente rien de particulier à signaler. Le 26, je crois devoir diminuer la durée des douches générales, qui me semblent produire le léger état de faiblesse dont se plaint Mme ***. Le 1er, Mme *** accuse des points névralgiques assez prononcés entre les épaules, au niveau de l'estomac; la peau est chaude, il y a une légère fréquence du pouls; le soir un accès de fièvre se manifeste, la nuit la sueur est plus abondante que d'habitude, l'appétit diminue. Il est évident que Mme *** subit l'influence des eaux; la suspension, pendant une couple de jours, de toute médication thermale suffit, en l'absence de préparation pharmaceutique, pour faire disparaître ces troubles généraux.

La malade attendait ses règles le 8 ; elles se montrent le 7 sans douleurs, et ne sont accompagnées que d'assez faibles débris de fausses membranes.

Le 9, l'écoulement sanguin a presque disparu. Le 10, Mme *** reprend son traitement thermal qu'elle continue jusqu'au 20, époque de son départ. Mme *** quitte Saint-Sauveur après avoir pris vingt-trois bains et quinze douches. J'aurais bien désiré pouvoir prolonger la cure de cette malade, persuadé que, pour modifier puissamment un état local qui déjà avait résisté à de si nombreux traitements, il eût été nécessaire d'exagérer le traitement thermal ; mais vers le 18 il survint de nouveau quelques accidents fébriles affectant le type intermittent ; les sueurs devinrent, la nuit, plus abondantes : je continuai deux ou trois jours encore, tout en prescrivant de la décoction de quinquina, puis quelques pilules de sous-acétate de plomb. Ces médicaments n'ayant qu'une efficacité douteuse, je suspendis la cure thermale, heureux de pouvoir lui attribuer une diminution notable dans la production des fausses membranes, la disparition des douleurs et très-certainement une amélioration de l'état général de la malade. Quand Mme *** quitta Saint-Sauveur, les troubles anémiques avaient, en grande partie, disparu, l'appétit était excellent et l'œdème des extrémités inférieures à peu près insignifiant. Vers la fin de novembre, j'ai revu Mme *** ; le bien-être s'est maintenu, mais, ce qui est plus important, les règles sont maintenant presque indolores, et depuis son séjour à Saint-Sauveur ne s'accompagnent que d'une expulsion pseudo-membraneuse à peine perceptible.

OBSERVATION X

Péritonites partielles. — Tuméfactions sensibles dans le cul-de-sac vaginal gauche. — Élévation de la matrice. — État granuleux du col. — Douleurs s'exaspérant à l'approche des règles.

Mme *** est âgée de 34 ans et vigoureusement constituée. Originaire des colonies, elle vint en France il y a une quinzaine d'années. Réglée de bonne heure et sans difficulté, peu de temps après son mariage, Mme *** devint enceinte ; l'accouchement fut heureux ; les suites ne présentèrent rien de particulier et sa santé ne fut nullement altérée. Mme *** n'a, du reste, jamais eu de maladies sérieuses, et jamais n'a présenté aucune des manifestations qu'on puisse rapporter à une diathèse quelconque. Cinq ans plus tard, elle devint de nouveau grosse ; tout alla pour le mieux, mais depuis cet accouchement, il y a dix ans par conséquent, se manifestèrent quelques irrégularités dans les époques menstruelles qui parfois présentèrent des retards, sans douleur toutefois.

Il y a quatre ans, Mme *** fut prise subitement, à l'une de ses époques, d'une douleur vive siégeant dans la fosse iliaque gauche, s'irradiant vers l'aîne et s'accompagnant de vomissements, de ballonement du ventre. Le chirurgien put alors constater une résistance dans la fosse iliaque gauche, une élévation de l'utérus, et dans le cul-de-sac vaginal gauche une tuméfaction manifeste. La douleur et les vomissements cessèrent peu à peu sous l'influence d'une médication résolutive variée. L'écoulement sanguin, qui avait en partie manqué, apparut le mois suivant avec ses caractères habituels. Il resta quelque temps encore un peu de tension dans la fosse iliaque gauche ; mais tous ces troubles se dissipèrent bientôt assez complétement pour que Mme *** pût se croire dans un état de santé parfait. Trois ans après, l'été dernier, survinrent de nouvelles douleurs, dans les reins d'abord, puis dans la région inguinale gauche, siége des anciennes douleurs. Ces douleurs apparurent encore comme les précédentes, au moment d'une époque menstruelle. L'examen, qu'on fit alors, permit de constater l'élévation du col, qu'on avait déjà trouvée il y a trois ans, une sensibilité vive dans le cul-de-sac vaginal gauche, une certaine résistance de ce côté, sans tuméfaction ni bosselure évidente, et de plus un état granuleux du col. Quelques cautérisations triomphèrent assez rapidement de cet état granuleux et dissipèrent en partie les douleurs dont se plaignait Mme ***. Une saison faite à la mer n'eut point le résultat qu'on pouvait espérer. A son retour, Mme ***, qui avait pris les bains

sans grand ménagement, ressentit de vives douleurs inguinales
à gauche. Ces douleurs, comme il y a quatre ans, furent accompagnées de vomissements et d'une tuméfaction qui, située dans
le grand ligament gauche, se sentait même en déprimant les
parois abdominales, et dont on appréciait mieux le volume par le
toucher vaginal. Elle donnait au doigt la sensation d'une petite
pomme. Mme *** ne put se résigner à l'application de sangsues,
de vésicatoires. On dut se contenter de l'emploi de quelques
pommades résolutives, de cataplasmes, de bains locaux, qui,
associés au décubitus dorsal prolongé, firent, en partie, disparaître la tuméfaction.

Cet état de souffrance, qui s'était montré au moment d'une
époque menstruelle, dura environ trois mois, et, pendant tout ce
temps, s'accompagna d'un léger écoulement, parfois sanguino-
lent; au bout de ces trois mois, la malade étant sensiblement
mieux, survint une époque. Depuis lors, la menstruation fut
assez régulière, s'accompagnant toujours cependant de douleurs
lombaires et inguinales assez vives, et d'un écoulement sanguin évidemment moins abondant que par le passé. L'état local
n'offre qu'assez peu d'intérêt, le col ne présente rien de particulier, il est un peu élevé et l'on sent, dans le cul-de-sac vaginal gauche, un peu de tension, sans tuméfaction appréciable.

Les symptômes nombreux et variés qu'a présentés depuis trois
ou quatre années l'état de Mme *** ne laissent aucun doute sur
leur nature; on ne peut hésiter à reconnaître ici des péritonites
partielles qui se sont manifestées sous l'influence de dysménorrhées
dont il est difficile de déterminer la cause, et dont la dernière
a présenté, par suite de son étendue sans doute, une persistance
de cinq ou six mois. Ce sont les restes de cette péritonite qui
entretiennent encore un état de souffrance presque permanent.
C'est contre ces douleurs, qui s'exaspèrent à l'époque des règles,
que Mme *** est venue demander un soulagement aux eaux de
Saint-Sauveur.

Ce sont les troubles locaux qui attirent, et à juste droit, toute
son attention. L'état général est du reste excellent, et, malgré

cinq ou six mois de souffrance, l'ensemble des fonctions n'est
en rien troublé. L'appétit est assez bon ; le sommeil normal.
C'est donc à l'état local que j'ai dû, sans négliger toutefois l'état
général, donner toute mon attention. Mme *** n'ayant qu'un temps
fort limité à rester à Saint-Sauveur, j'ai cru pouvoir, me fiant à
la vigueur de sa constitution, la soumettre presque aussitôt à
un traitement thermal complet : bains, douches générales,
suspendant l'un ou l'autre de ces modes de traitement; ou
bien augmentant la durée de l'un, diminuant celle de l'autre,
suivant le besoin. Mon attente n'a point été déçue. Les seuls
malaises qui se soient manifestés ont consisté en douleurs vagues
à l'hypogastre, vers les régions lombaires, avec sensation de
plénitude. Ces douleurs accusatrices de l'état congestif que détermine l'usage des eaux ont si vite cessé que la malade, qui n'a
même pas eu de fièvre thermale, a pu au bout de deux jours
d'arrêt reprendre le cours de son traitement. Peu à peu les
douleurs sont devenues plus rares, moins fortes; la marche plus
facile ; la tension latérale gauche moins prononcée, et je ne
doute pas, vu l'amélioration de l'état local, que la menstruation
ne prenne dorénavant une marche régulière.

OBSERVATION XI

Ulcérations du col consécutives à un accouchement et vainement traitées
par les cautérisations. — Col volumineux — Douleurs utérines plus
vives à l'approche des règles souvent très-abondantes. — État général
mauvais.

Mme ***, âgée de 22 ans, d'une constitution délicate, éminemment nerveuse et très-impressionnable, s'est mariée à l'âge de
17 ans. Elle vit survenir, au bout de quelques mois de mariage,
des troubles utérins qui lui firent croire à une grossesse. Les
règles se supprimèrent, le ventre se développa et, pendant six
ou sept mois, elle s'imagina qu'elle était enceinte; mais alors,
inquiète de ne pas sentir remuer l'enfant, elle consulta un des

chirurgiens les plus distingués de l'une des villes importantes du Midi, qui reconnut qu'il n'y avait pas de grossesse; que Mme *** avait été atteinte d'une hématocèle rétro-utérine, dont il trouva les traces. Le col de l'utérus était, en outre, à cette époque volumineux, congestionné, légèrement ulcéré, sans déplacement du corps de l'organe. Un traitement de quelques mois, consistant en cautérisations, amena bientôt le rétablissement de Mme ***, qui, trois ou quatre mois après, devenait réellement enceinte. Cette grossesse fut assez heureuse, mais l'accouchement, qni eut lieu un peu avant terme, fut des plus laborieux, nécessita des manœuvres longues et douloureuses et fut suivi de la mort de l'enfant. Mme *** en ressentit une vive douleur. Son état général subit une violente atteinte, et depuis lors elle ne s'est pas rétablie. Pour amener la résolution du col de nouveau tuméfié et la guérison des ulcérations qui s'y trouvaient, on eut recours aux cautérisations en même temps qu'on dirigeait contre l'état général la médication la plus rationnelle. On finit par conseiller l'hydrothérapie; les résultats furent à peu près nuls.

Mme *** n'a point l'aspect d'une personne affectée de diathèse, et il n'y a jamais eu chez ses ascendants de maladies constitutionnelles. L'état local semble jouer le rôle principal dans l'état de malaise de Mme ***; c'est cet état qui, selon moi, tient sous sa dépendance les troubles généraux. Il consiste en quelques lésions matérielles du col de l'utérus et en des troubles fonctionnels de l'organe. Le col est volumineux, bien qu'à sa place normale; il est légèrement ulcéré, les époques sont irrégulières, souvent rapprochées et parfois remplacées par de véritables hémorrhagies. Elles sont généralement accompagnées ou plutôt précédées par de vives douleurs pendant un ou deux jours, et Mme *** est obligée, pour diminuer l'intensité de ces douleurs et éviter des pertes trop abondantes, de garder le repos pendant plusieurs jours. Ces douleurs fréquemment renouvelées, ces règles trop abondantes pour un organisme déjà profondément affaibli, et l'écoulement leucorrhéique habituel qui survient dans l'intervalle des règles, ont augmenté l'état de faiblesse de Mme ***, et occasionné l'apparition de troubles fonctionnels divers. L'appétit est à peu près nul ; les digestions sont lentes ; la constipation est opiniâtre. Les palpitations cardiaques sont prononcées, la céphalalgie, presque continuelle, affecte la forme de migraine ; le sommeil est rare. Mme *** arrive à Saint-Sauveur peu de jours après une époque menstruelle ; le voyage n'a pas déterminé de fatigue. Tout permet de commencer le traitement après un jour ou deux de repos.

Vu la sensibilité extrême de la malade, ce n'est que progressivement que je la soumets aux moyens curatifs que fournissent les eaux de Saint-Sauveur. Des bains d'abord de 12 à 15 minutes, à une température de 30 degrés centigrades, quelques gorgées d'eau de la Hontalade constituent tout d'abord et pendant cinq ou six jours tout le traitement de Mme ***. Sous l'influence de ce régime, l'état général s'améliore rapidement, l'appétit augmente peu à peu, et avec lui la malade voit revenir ses forces ; elle peut descendre et faire quelques promenades, ce dont elle était privée depuis quelque temps. Après un jour ou deux de repos, Mme *** augmente la durée de ses bains, la quantité de l'eau qu'elle boit. Je lui conseille alors de faire usage d'injections vaginales, puis, vers le douzième bain, je la soumets à l'action des douches, dont la durée d'abord très-faible est élevée peu à peu à huit ou dix minutes. Elle arrive ainsi, sans aucun trouble, à l'époque de sa menstruation, qui se manifeste sans douleur et qui n'est accompagnée que d'un écoulement de sang très-modéré. Depuis longtemps l'écoulement leucorrhéique a cessé. Peu de temps après Mme *** quitte Saint-Sauveur. L'état local de cette dame n'est pas seul amélioré ; l'état général est lui-même complétement modifié, les forces de la malade sont entièrement rétablies, elle peut faire de longues courses ; son appétit est bon. Ce retour presque subit à la santé a eu sur le moral de Mme *** une influence heureuse. Sans être maintenant d'une gaieté folle, elle ne se laisse plus aller avec la même facilité au cours de ses idées noires.

OBSERVATION XII

Catarrhe vésical consécutif à des injections vésicales et compliqué
d'accidents rénaux.

M. ***, âgé de 40 ans, habite Paris ; bien qu'il ait, à plusieurs
reprises, souffert de gastralgie, bien qu'il ait eu, vers l'âge de
20 ans, une fièvre grave sur laquelle il donne des renseignements
assez incomplets, mais qui semble avoir été de nature typhoïde,
M. *** n'en a pas moins conservé une assez vigoureuse santé.
Depuis lors, du reste, il s'est généralement bien porté et n'accuse, pendant ce laps de temps, que la manifestation d'une
hernie qui survint il y a une quinzaine d'années. Il ne présente
aucune trace d'affection héréditaire ; ses parents sont morts
à un âge avancé sans avoir jamais été malades. Il y a dix-
huit mois environ, apparurent quelques accidents qui furent
le point de départ de la maladie qui l'amène à Saint-Sauveur.
A la suite d'un coït suspect, il ressentit à la verge quelques
picotements ; il n'avait jamais eu de vérole ni de chaudepisse,
il eut l'idée de prendre quelques injections avec de l'eau et du
vinaigre. Presque aussitôt il ressentit une douleur très-vive,
consécutive sans doute à la pénétration partielle de l'injection
dans la vessie. En même temps se prenait l'un des testicules,
mais il n'y eut ni avant ni après aucune trace de chaudepisse.
Il se fit soigner par la méthode Raspail et, son état ne s'améliorant pas, il consulta un de nos confrères de Paris. Il obtint
quelque soulagement du traitement qu'il lui prescrivit, mais,
forcé d'entreprendre un voyage assez pénible, il vit reparaître
ses souffrances.

Les mictions devinrent fréquentes, douloureuses. C'est surtout avant et après chaque miction que se manifestait la souffrance du testicule et du périnée ; mais en dehors des mictions,
l'hypogastre restait tendu, sensible à la pression. Le jet d'urine,

sans avoir perdu de son volume, devint moins fort; enfin il arriva qu'un jour la sortie en fut impossible et le malade dans la nécessité de garder le lit. Le chirurgien qui le soignait s'assura qu'il n'y avait pas de rétrécissement et qu'on avait affaire à un catarrhe vésical simple.

L'urine, à la sortie de l'urèthre, paraît claire, mais elle contient en réalité de nombreux filaments opaques qui déposent en abondance, et qui, formés de phosphate d'ammoniaque, se décomposent bien vite.

On épuisa contre ce catarrhe vésical tout le répertoire pharmaceutique : graine de lin, bourgeons de sapins, sirop de goudron, bains sulfureux, etc. Voyant le peu d'efficacité de ce traitement, M. *** se décida à venir à Saint-Sauveur. Pendant le traitement thermal, qui fut assez bien supporté, les urines de M. *** s'améliorèrent rapidement, le dépôt diminua peu à peu, il ne resta bientôt plus dans l'urine que de légers nuages transparents à peine visibles ; la miction devint à peu près régulière. M. *** quitte Saint-Sauveur dans un état de santé relatif excellent : les douleurs hypogastriques et périnéales ont disparu ; le malade peut même monter à cheval sans en provoquer le retour; l'urine est claire : M. *** a recouvré ses forces premières. L'amélioration, qui à Saint-Sauveur s'était manifestée dans l'état de M. ***, s'est maintenue et même s'est accrue. Il est actuellement (1er décembre 1864) parfaitement bien et a repris ses occupations.

OBSERVATION XIII

Urèthrites fréquentes. — Blennorrhée consécutive, inutilement traitée par les injections au bismuth, les capsules de Raquin, la térébenthine, etc. — Spermatorrhée.

M. *** est âgé de 22 ans. Originaire du Midi, d'une constitution assez délicate jusqu'au moment où se déclara cette maladie dont il est actuellement atteint, il n'eut que des indispositions légères, tenant souvent à des refroidissements, à des rhumes fréquents et de peu de durée. Ses parents jouissent d'une excellente santé et ne lui ont assurément transmis aucune prédisposition fâcheuse. Il eut de bonne heure des relations sexuelles, et de bonne heure aussi il eut une chaudepisse. Il avait 17 ans lorsque se manifesta la première, qui depuis lors a parcouru les phases les plus variées.

Cette chaudepisse apparut huit jours après un coït suspect ; les symptômes en furent très-nettement caractérisés ; il y eut des érections fréquentes et douloureuses, des mictions pénibles, etc. Elle céda à un traitement assez énergique, consistant en copahu et en quelques injections. Huit mois après, elle était radicalement guérie. M. *** resta pendant quatre mois sans avoir de rapport sexuel ; il n'eut alors aucune trace d'écoulement. Au bout de ce temps, il dut, pour faire cesser des pollutions nocturnes, nouer de nouvelles relations qui déterminèrent la réapparition des accidents aigus de blennorrhagie ou peut-être une nouvelle chaudepisse, qui laissa cette fois, lors de sa guérison, un écoulement uréthral chronique, se montrant le matin surtout, sous forme de goutte militaire. Cette deuxième chaudepisse survint en 1860, et depuis lors M. *** eut chaque hiver une recrudescence tantôt à la suite d'excès, tantôt sans cause apparente. Il remarqua toutefois que cette recrudescence coïncidait de préférence avec le temps humide. Aucune de ces chaudepisses ne fut complétement guérie, toutes laissèrent persister la goutte militaire après elles.

C'est ennuyé par cette persistance de l'écoulement et surtout par la fréquence de ses pollutions, qui revenaient trois ou quatre fois la semaine lorsqu'il n'avait pas de relation, que M. *** se décida à consulter quelques médecins distingués. Il vit, dans sa ville natale, un des premiers médecins qui, étonné du nombre de ses pollutions, examina s'il n'existait pas quelque part dans l'uréthre une altération organique qui pût expliquer et ces pollutions et cet écoulement ; il ne trouva pas trace de lésions. M. *** vit le Dr Ricord, qui lui prescrivit des injections au bismuth, des capsules de Raquin, puis enfin de la térébenthine.

C'est parce que ce traitement n'a en rien amélioré sa position que le malade vient aux eaux de Saint-Sauveur.

A l'exception de cet écoulement et de ces pollutions, qui sont devenues plus fréquentes et qui surviennent la nuit, le plus souvent à la suite de rêves lascifs, l'état général de M. *** est assez bon. Les fonctions digestives s'exécutent bien, il n'y a rien du côté du poumon, ni du côté du cœur, si ce n'est un léger bruit de souffle au premier temps, qu'explique assez bien l'anémie produite par ces différentes causes d'épuisement et par le traitement qu'il a subi. Le système nerveux ne présente aucun trouble grave. La seule perturbation consiste dans une impressionnabilité des plus grandes qui se traduit souvent par une tendance à la mélancolie.

M. *** a parfaitement bien supporté les eaux de Saint-Sauveur qui n'ont déterminé aucune espèce de mouvement fébrile, mais qui, du reste, étaient administrées avec la plus grande prudence. En raison de la débilité de M. ***, j'ai utilisé les eaux ferrugineuses, et j'en ai combiné l'usage avec celui des eaux sulfureuses.

Au bout de quelques jours de traitement, l'écoulement uréthral avait à peu près disparu ; les pollutions devinrent moins abondantes, moins fréquentes, puis cessèrent bientôt complétement, les forces du sujet reprirent peu à peu, et tout me fait espérer que l'écoulement uréthral qui a cédé aux modifications de la muqueuse, déterminées par le traitement thermal aussi bien que les pollutions nocturnes, qui, très-probablement, étaient sous la dépendance de ces mêmes lésions chroniques, ne se reproduiront pas.

OBSERVATION XIV

Rétrécissement et blennorrhée consécutifs à une uréthrite. — Spermatorrhée. — Troubles dyspeptiques. — Accidents hystériformes. — État moral mauvais.

M.*** est grand, très-fortement constitué, originaire de France ; il mène, depuis longues années, une vie très-agitée ; il est âgé de

34 ans maintenant. A l'âge de 18 ans, il quittait la France pour aller chercher fortune à l'étranger. Confiant dans sa robuste constitution, il a parcouru presque tous les pays de l'Amérique, la Californie, le Mexique et s'est définitivement fixé au Chili. Ses parents ne lui ont transmis aucune affection diathésique. Mais, vivant d'excès de toute sorte, à peine arrivé en Amérique, M. *** contractait la vérole, qui n'eut que peu de prise sur son organisme et dont les manifestations furent très-légères. Il n'a jamais eu que quelques maux de gorge insignifiants. Peu de temps après, il fut atteint d'une chaudepisse qui, traitée par les injections et par le copahu, ne se guérit jamais d'une manière complète ; il lui resta depuis lors un écoulement léger qui bientôt fut suivi d'un rétrécissement actuellement très - prononcé , et plus tard de pollutions nocturnes, revenant tous les cinq ou six jours.

Ces accidents, d'abord locaux et qui remontent à une dizaine d'années, se compliquèrent peu à peu de troubles plus graves qui eurent du retentissement sur l'économie entière. Les fonctions digestives s'altérèrent peu à peu. Il y eut de l'anorexie, des digestions lentes; il survint un état de faiblesse générale. Le moral du malade s'en ressentit; il perdit son énergie habituelle, devint pusillanime. A la suite d'une cure aux bains de mer, apparurent des attaques convulsives qui prirent, de jour en jour, une intensité plus grande et qui amenèrent chez M. *** un découragement complet. Ces attaques consistent dans un état de défaillance, sans perte de connaissance absolue : elles apparaissent le soir brusquement, sans être annoncées par aucun phénomène morbide. Il suffit, dit le malade, pour les faire cesser, de lui jeter de l'eau à la figure. Elles reviennent assez fréquemment et sous l'influence de la moindre émotion.

Dans ces dernières années l'état du malade n'a fait qu'empirer. C'est ce qui l'a décidé à venir momentanément en France pour y chercher la guérison.

Il est actuellement très-amaigri, ne marche que difficilement; le moindre mouvement lui cause de l'essoufflement, et cependant il n'a dans les vaisseaux qu'un bruit de souffle à peine perceptible. Son sommeil est agité ; ses digestions sont lentes, difficiles, et lui causent fréquemment d'affreux cauchemars. La respiration s'exécute normalement ; le poumon ne présente pas trace de lésion. Le malade est très-irritable et a de temps à autre, le soir, un léger mouvement fébrile.

Il a maintenant peu de désirs sexuels ; l'écoulement uréthral persiste, le matin surtout ; les pollutions nocturnes se montrent deux ou trois fois par semaine. M. *** urine difficilement ; le jet est faible et parfois affecte la forme des jets en arrosoir. L'urine ne présente rien de particulier à signaler, et ne contient pas habituellement de spermatozoaires.

Soumis au traitement des eaux sulfureuses et simultanément, au moment des repas, à l'usage des eaux ferrugineuses, le malade éprouve, dès le troisième jour, un léger accès fébrile, une agitation nocturne insolite qui me conseille la prudence et qui me fait suspendre momentanément l'usage des eaux. Il le reprend au bout de deux jours, le laisse de nouveau quelques jours pour de nouveaux accidents, puis le reprend, et arrive ainsi à la fin de son traitement.

Vers la fin de la cure il est facile de constater que l'état général s'est sensiblement amélioré ; l'estomac fonctionne plus régulièrement ; les forces sont plus grandes ; l'écoulement lui-même a diminué, sans avoir disparu complétement ; les pollutions sont moins fréquentes ; les mictions sont un peu plus faciles, bien que le jet de l'urine conserve les caractères propres au rétrécissement. Dans des cas analogues à celui-ci, dans les cas où l'existence d'un rétrécissement est hors de doute, il faudrait, pour amener le succès du traitement thermal, combattre les lésions locales, lorsqu'elles sont trop prononcées pour céder à un traitement purement médical.

OBSERVATION XV

Troubles dyspeptiques remontant à deux ans. — Sécrétion gazeuse abondante.
— Tendance au sommeil. — Amaigrissement général. — Irritabilité nerveuse
prononcée.

M. ***, d'origine russe et habitant les parties les plus froides de son pays, est âgé de 40 ans ; il est malade depuis dix-huit mois, deux ans. Sa maladie, d'abord locale et consistant en troubles dyspeptiques, a eu un retentissement déplorable sur son état général.

M. ***, possédant une fortune considérable, est assujetti à une surveillance continuelle qui le prive d'exercice. Son esprit est toujours sous l'empire des plus sérieuses préoccupations. M. ***, actuellement très-amaigri, est grand, assez bien constitué et n'a jamais présenté de manifestations qui puissent faire supposer chez lui l'existence d'une affection diathésique quelconque. Il y a dix-huit mois, deux ans, que les digestions commencèrent à se troubler ; elles devinrent pénibles, laborieuses, suscitant des malaises auxquels M. *** n'était pas habitué ; c'est ainsi que fréquemment elles s'accompagnaient d'un développement de gaz dont l'expulsion fatiguait beaucoup le malade. M. *** éprouvait pendant toute la durée de la digestion, qui souvent était fort longue, une tendance invincible au sommeil, une céphalalgie presque constante. La constipation était alors habituelle et aggravait encore le malaise dont se plaignait M. ***, par l'état de réplétion dans lequel elle laissait l'intestin. L'appétit resta presque intact ; mais, pour diminuer la fatigue que lui causaient ses digestions, M. *** en vint à ne manger que fort peu, recherchant, bien entendu, les aliments qu'il s'assimilait le plus facilement.

La persistance de cette affection eut bientôt sur l'économie un retentissement que devaient faire prévoir le retour fréquent des souffrances et l'insuffisance de l'alimentation ; le sommeil se

perdit peu à peu, et bientôt fut à peu près nul. M. *** devint
très-impressionnable, s'inquiétant outre mesure et sans raison
des affaires les plus insignifiantes.

Les préoccupations continuelles que lui inspiraient l'état de sa
santé et la gestion de sa fortune aggravèrent encore les accidents
dyspeptiques dont il était atteint. Il tomba dans un état de
faiblesse tel que les médecins lui conseillèrent un changement
de climat et l'usage d'une eau minérale capable de modifier les
sécrétions gastriques et de faire disparaître les troubles que
déterminait le mauvais état de l'estomac.

A son arrivée à Saint-Sauveur, M. *** ne présente rien à
signaler qui ne soit déjà mentionné plus haut. Il est très-maigre,
très-affaibli, se plaint d'une céphalalgie qui, presque continuelle,
attire en ce moment son attention plus encore que le trouble de
ses digestions. Ce malaise permanent s'accroît, au dire de M. ***,
à certaines époques du mois, au commencement de la lune.
Les troubles dyspeptiques et la surexcitabilité nerveuse y consécutive constituent toute la maladie de M. ***. Il n'y a rien au
poumon, rien au cœur; à peine trouve-t-on de ce côté quelques
traces d'anémie. M. *** est tellement affaibli qu'il ne peut, au
début, supporter un bain chaque jour, bien que ses bains soient
d'assez courte durée. L'eau de la Hontalade, si efficace à l'intérieur dans les affections de cette nature, est plus facilement
tolérée. L'estomac de M. *** s'y fait rapidement. Dès les premiers jours, le malade en boit un verre, puis bientôt deux par
jour. Cette médication intérieure n'a pas sur lui l'influence
que j'ai souvent constatée; loin d'amener, au début, un peu de
diarrhée, elle augmente la constipation dont il est ordinairement atteint, et que je suis fréquemment obligé de combattre
pendant le cours de sa cure. Du reste, avec ses précautions,
M. *** supporte très-bien le traitement thermal, sans qu'il soit
même nécessaire de l'interrompre. Plus tard il arrive peu à peu
à prendre un bain par jour, et vers la fin même un bain et une
douche générale. Ce traitement thermal, uni aux promenades
hygiéniques faites dans la montagne à mon instigation, a
eu sur l'état physique et moral de M. *** la plus heureuse

influence. Lorsqu'il quitta Saint-Sauveur, ses digestions, à peu près régulières, ne produisaient aucun malaise et l'estomac s'accommodait de toute espèce d'aliment.

La chaleur épigastrique, si pénible pour le malade, avait disparu ; il n'y avait plus de sécrétion stomacale gazeuse. Les préoccupations que lui inspiraient et sa santé et ses affaires étaient moins grandes.

J'ai su que ce bien-être n'avait fait que s'accroître, et que M. *** était tout à fait rendu à la santé.

OBSERVATION XVI

Troubles dyspeptiques avec sécrétion gazeuse. — Anémie consécutive. — Dysménorrhée. — État névropathique manifeste.

Mme ***, d'origine anglaise, habitant la France depuis son enfance, est mariée depuis cinq ou six ans ; elle n'a jamais eu d'enfant et, bien que d'une nature délicate, elle n'a jamais eu de maladie sérieuse. Quelques rhumes légers, quelques malaises dus à des règles parfois difficiles, d'autrefois trop abondantes, sont les seules maladies qui l'aient obligée de garder la chambre. Mme *** est actuellement âgée de 26 ans ; grande, bien développée, elle ne présente aucune trace d'affection diathésique. Ses ascendants ne lui ont, du reste, transmis aucune maladie héréditaire.

C'est en 1862 que sa santé commença à s'altérer ; son appétit devint inégal, capricieux ; ses digestions laborieuses et lentes s'accompagnaient parfois de sécrétion gazeuse. Elle maigrit alors quelque peu, puis survint une toux persistante, sèche. Le médecin qui la soigne à Paris décida Mme *** à aller passer l'hiver dans le Midi, disant que c'était le seul moyen de triompher de cet état de souffrance qui ne lui paraissait nullement inquiétant, et qu'il désigna sous le nom de faiblesse des bronches.

Mme *** revint à Paris dans un état relativement bon ; mais ce bien-être fut de courte durée. A la suite des fatigues et surtout des émotions vives que lui causait la maladie de l'un des siens, cette toux persistante, qui avait nécessité son éloignement momentané, se montra de nouveau et, dans l'hiver 1863, s'accompagna, à deux ou trois reprises, de légers crachements de sang ; puis survinrent de l'inappétence et un état de faiblesse inexplicable. En même temps surgirent des accidents nerveux de forme variée, des palpitations cardiaques, des douleurs siégeant au niveau des régions lombaires, des ligaments larges et qui s'aggravaient surtout au moment des règles. La menstruation devint alors difficile, irrégulière. A ces troubles variés se joignit bientôt une faiblesse musculaire, avec lassitude générale se montrant surtout le matin. Puis apparurent des maux de tête fréquents, une pâleur extrême des téguments, avec refroidissement habituel des extrémités, quelques frissons erratiques. Vers le mois d'avril, les règles se supprimèrent, et depuis lors, fréquemment, il y eut du ballonnement abdominal.

C'est dans ces conditions qu'on a conseillé à Mme *** l'usage des eaux de Saint-Sauveur. Aussitôt son arrivée et après avoir pris connaissance des antécédents de Mme ***, j'examine avec soin l'état des organes et je ne constate nulle part de lésion qui puisse rendre compte de cette grande faiblesse. Bien que la toux existe encore, Mme *** n'a pas vu se reproduire, depuis deux ou trois mois, l'expectoration sanglante dont l'apparition a coïncidé, du reste, avec l'arrêt de la menstruation. La respiration s'exécute très-bien ; on ne trouve rien à l'auscultation ni à la percussion qui puisse faire croire à l'existence de tubercules ; les battements de cœur sont réguliers, l'impulsion en est peut-être un peu exagérée, et le premiers temps s'accompagne d'un léger bruit de souffle se prolongeant dans les vaisseaux. Il n'existe du côté de l'utérus aucune lésion qui puisse m'expliquer l'arrêt des règles qui existe depuis deux mois. Mme *** se repose deux jours et commence le traitement thermal, qui consiste en bains et surtout en boisson de l'eau de la Hontalade ; car, ne trouvant rien qui puisse m'expliquer l'anémie de Mme ***, je suis porté à penser qu'elle tient à la dyspepsie dont elle est atteinte et dont elle a présenté quelques symptômes au début de sa maladie.

Les premiers bains, quoique de courte durée, fatiguent un peu Mme ***. Le sommeil est moins bon, la toux est un peu plus fréquente, bien que l'appétit, qui était nul, soit plus prononcé. Un arrêt de quelques jours fait disparaître ces malaises qui ne se reproduisent plus. Les forces de Mme *** reviennent peu à peu, le sommeil est meilleur; elle peut sortir, ce qu'elle n'aurait pas fait en arrivant. Bientôt elle est même assez forte pour tenter à cheval quelques promenades assez longues; les crachements de sang ne se sont pas reproduits; la toux a disparu ainsi que la céphalalgie. Mais ce qui frappe surtout, c'est la régularité que présentent maintenant les digestions. Mme *** trouve son état notablement amélioré, lorsqu'elle est obligée, par l'apparition de quelques furoncles, de suspendre sa cure, du reste presque terminée.

C'est surtout, comme on le voit, contre les dyspepsies flatulentes, même lorsqu'elles sont accompagnées de désordres généraux, que sont le plus utilement indiquées les eaux de la Hontalade, dont les propriétés spécifiques ont été mises hors de doute par la monographie de M. Hédouin. (*Des eaux de Saint-Sauveur et de leur influence curative de la dyspepsie*, 1858.)

Les troubles gastriques qui constituent certaines formes de dyspepsie, et dont il vient d'être question, ne sont pas seuls guéris par l'usage des eaux de Saint-Sauveur. Elles sont très-efficaces contre les troubles intestinaux, qui tiennent à une susceptibilité anormale de la muqueuse intestinale et que mettent en jeu les causes les plus variées. Je les ai prescrites, avec le plus grand et le plus rapide succès, aux personnes affectées de ces diarrhées, qu'un rien suffit à provoquer, qui surviennent sous l'influence d'une émotion morale vive, à la suite d'un refroidissement aux pieds, lors de l'ingestion de certains aliments, parfois de boissons alcooliques, qui coïncident enfin avec le plus petit écart de régime, et qui, sans constituer une maladie grave, n'en forment pas moins une infirmité très-insupportable. Il m'est arrivé de triompher de cette fâcheuse tendance de l'intestin par le seul usage des eaux de la Hontalade à l'intérieur. Le succès, toutefois, est plus rapide lorsqu'on combine le traitement interne et le traitement externe.

L'observation suivante, dont j'ai parlé plus haut, a trait à un état de dépression nerveuse, survenue en dehors de causes locales, et améliorée par un séjour à Saint-Sauveur et par l'usage de ses eaux.

Mme *** est petite, assez fortement constituée et actuellement âgée de 28 ans. Bien qu'elle n'accuse aucune maladie sérieuse, elle porte, dans tout l'ensemble de sa physionomie, l'empreinte d'un épuisement de date récente. Mme *** a toujours eu, jusqu'à l'âge de 16 ans, une santé parfaite. A cette époque, elle fut atteinte d'une fièvre typhoïde qui imprima à son caractère une allure toute différente ; de vive, d'enjouée qu'elle était, Mme *** devint taciturne, rêveuse ou plutôt d'un caractère inégal, présentant les nuances les plus opposées, passant avec une égale facilité de la joie la plus vive à la tristesse la plus grande. A dix-huit ans elle se maria dans des conditions qui, pour la nature de son esprit, n'étaient peut-être pas des meilleures. Elle prit pour époux un homme excellent, mais qui, plus âgé qu'elle et tout en l'affectionnant beaucoup, la laissa, à mon avis, dans un isolement trop complet. Avide de mouvement, elle embrassa avec ardeur la vie que menait son mari, vie remplie de fatigues et d'émotions. Femme délicate, impressionnable, elle trouva l'énergie nécessaire pour monter à cheval et chasser à courre, huit ou dix heures de suite, ne reculant devant aucun des dangers de cette existence périlleuse. Sur ces entrefaites, elle devint grosse; l'accouchement fut heureux, mais il détermina un état de faiblesse que ne facilitait que trop une dépense exagérée des forces vitales. Cet état resta longtemps stationnaire. Ce n'est que dans ces derniers temps que, à la suite de pertes vivement senties, il atteignit des proportions vraiment inquiétantes.

Mme *** tomba dans une espèce de mélancolie dont elle ne sort que pour faire les honneurs de son salon; aussitôt seule, elle se préoccupe sans raison de sa santé et de celle des siens. La moindre douleur prend pour elle une proportion extraordinaire; elle s'inquiète du moindre malaise; bonne, excellente pour les étrangers, elle devient parfois maussade, injuste pour les siens. Elle se plaint de douleurs vagues, erratiques qui, tantôt se fixent à la tête, d'autrefois sur l'intestin, parfois à l'utérus. Lorsqu'elles affectent l'intestin, elles s'accompagnent ordinairement de diarrhée; c'est habituellement à l'époque des règles qu'elles se localisent vers l'utérus, vers les régions inguinales et lombaires. La persistance qu'elles mettent à se limiter à cette région avait, dans ces derniers temps, fait penser que peut-être de ce côté il existait quelque lésion; l'examen n'a pas confirmé cette prévision; la menstruation est du reste parfaitement régulière, et jamais il n'a existé de flux leucorrhéique. Ce qui prouve, du reste, que ces souffrances sont tout simplement nerveuses, c'est que maintenant ce sont les dents qui sont douloureuses, bien qu'aucune d'elles ne présente trace de carie. Ce n'est qu'avec peine que Mme *** se livre à quelques promenades; le moindre mouvement la fatigue, l'essouffle; elle est quelque peu anémique, et l'examen du cœur dénote un léger bruit de souffle au premier temps et à la base. Bien que l'appétit ne soit pas des meilleurs, les fonctions digestives sont habituellement bonnes. Mme *** ne tousse jamais, ne s'enrhume pas.

Aussitôt son arrivée à Saint-Sauveur, Mme *** commence une cure qui consiste en bains, douches générales et boissons ; je l'engage en même temps à ne pas trop s'écouter, à combattre toute propension au repos. A son arrivée, les promenades de Mme *** se bornent aux allées et venues nécessaires pour se rendre à l'établissement thermal, à la buvette de la Hontalade ; un peu plus tard elle entreprend quelques courses à âne et à cheval. Au début, son traitement a été assez fréquemment traversé par des attaques névralgiques qui, à plusieurs reprises, ont forcé d'en interrompre une partie ou la totalité ; par quelques selles diarrhéiques qui, produites par le régime ou l'action des eaux, l'ont assez violemment éprouvée ; mais peu à peu ces malaises se sont dissipés, ou plutôt ont diminué, et à partir de la moitié du traitement Mme *** ne s'est pas vue contrainte à de nouvelles interruptions ; les forces ont repris peu à peu, le souffle anémique a disparu, grâce en partie sans doute à l'usage que cette dame faisait de l'eau ferrugineuse de Viscos ; l'appétit a conservé un peu de son irrégularité ; cependant, de l'aveu de Mme *** elle-même et de celui de sa famille, il est meilleur. Mais les résultats qui furent de beaucoup les plus nettement accusés, ce sont ceux qui survinrent du côté du système nerveux : le sommeil est plus profond, plus long, le moral s'est amélioré d'une manière sensible, les douleurs névralgiques ne se sont plus montrées dans la dernière moitié de son traitement.

On voit, d'après ces quelques observations, que les eaux de Saint-Sauveur agissent rapidement contre les manifestations locales diathésiques, et qu'on peut le plus souvent, avant le départ du malade, assister à une guérison sinon complète, du moins à une amélioration si notable qu'on ne peut nier l'efficacité de ces eaux dans le traitement des affections locales de certains organes. Il est plus difficile de se rendre aussitôt compte de l'effet de ces eaux dans les maladies diathésiques. On peut bien, il est vrai, remarquer un amendement dans les manifestations locales actuelles, mais ce n'est que plus tard, au bout de quelques mois, qu'on est à même de constater les modifications profondes qu'a pu subir l'économie soumise à l'usage des eaux ; c'est dans ces cas, c'est-à-dire lorsque le malade est sous l'influence d'une diathèse, de la diathèse herpétique, qu'il doit, pour confirmer les résultats heureux qu'elles donnent, et même pour en accélérer l'apparition, qu'il doit, dis-je, rentré chez lui, se remettre au bout de deux ou trois mois, et pendant quinze jours, trois semaines, à l'usage des eaux de la Hontalade dont il boira un verre soir et matin.

Je terminerai ce travail en m'occupant d'une question toujours assez difficile à résoudre : c'est de préciser d'une manière exacte l'époque à laquelle commence et finit la saison thermale à Saint-Sauveur. Il est deux moyens d'atteindre ce but. Tantôt c'est en s'appuyant sur l'expérience des gens du pays qu'on y arrive ; d'autres fois c'est en faisant usage d'un procédé plus scientifique, en tenant compte des résultats que fournissent les recherches climatologiques de la contrée, la topographie du pays, la nature du sol, etc. Or, je dois dire que toutes ces données m'ont conduit à une seule et même conséquence : c'est que la durée de la saison thermale à Saint-Sauveur est une des plus courtes des stations pyrénéennes. On ne doit guère la considérer comme commencée que vers la fin de juin, et il faut à peu près la regarder comme terminée vers les premiers jours de septembre.

Saint-Sauveur est situé, comme on le sait, à une assez haute altitude ; cette position l'expose au refroidissement qu'amène forcément, au printemps, la fonte des glaces, et à celui que détermine à l'automne la chute des neiges, qui survient de bonne heure sur les montagnes environnantes. En outre, placé dans une gorge assez profonde, Saint-Sauveur, à cette époque de l'année, n'est soumis que durant une partie de la journée à l'influence bienfaisante des rayons solaires, dont l'inclinaison est alors, on le sait, trop oblique pour qu'il en soit autrement. Ajoutez à cela que la nature du sol est tout à fait contraire à la conservation du calorique qui s'y est accumulé durant la journée, et vous comprendrez que les variations atmosphériques que l'on constate à Saint-Sauveur, surtout à certaines époques de l'année, suffisent pour expliquer la brièveté des saisons thermales de cette station. Du reste, le froid n'est pas seul à restreindre aux mois de juillet et d'août la durée des saisons. En dehors de ces mois, en juin, par exemple, aussi bien qu'en septembre, il survient souvent des pluies abondantes qui, par leur persistance, rendent le séjour de ce pays non-seulement insupportable, mais encore peu propice à l'administration des eaux.

RÉSUMÉ

—

I. -- Les premières pièces officielles relatives à Saint-Sauveur ne remontent pas au delà des premières années du xviiie siècle.

II. — La nomination du premier médecin inspecteur des eaux de Saint-Sauveur date de 1784; il n'y avait avant qu'un premier baigneur.

III. — Les terrains qui forment les assises de Saint-Sauveur appartiennent à l'époque de transition et datent du premier soulèvement pyrénéen.

IV. — Les minéraux et les fossiles qu'ils contiennent se distinguent peu des minéraux et des fossiles des vallées voisines dont les terrains sont à peu près du même âge.

V. — La nature des sources sulfureuses de Saint-Sauveur est en rapport parfait avec leur situation géologique.

VI. — La matière organique que contient l'eau de quelques-unes de ces sources, comparée à celle des autres sources sulfureuses des Pyrénées, ne présente que peu de différence.

VII. — Les tremblements de terre sont assez fréquents à Saint-Sauveur; mais ils ne consistent qu'en de légères oscillations. Ce n'est qu'à de rares intervalles qu'ils sont plus prononcés.

VIII. — Les vents du nord et du sud règnent à Saint-Sauveur avec une fréquence à peu près égale; le premier s'y sature d'humidité qui lui enlève toute propriété malfaisante; le deuxième, assez péniblement supporté, est presque toujours l'avant-coureur de la pluie.

IX. — Comme dans tous les pays de montagnes, le ciel, généralement clair le matin, ne se couvre de brouillards qu'à partir de midi.

X. — La rosée est abondante; elle tombe de bonne heure et s'oppose à ce que les malades prolongent au delà de certaines heures les promenades du soir.

XI. — Pendant la saison thermale, en juillet et en août, la pluie est assez rare et toujours de courte durée. Ce n'est qu'en juin et souvent dans le courant de septembre qu'elle présente une certaine ténacité.

XII. — Les orages sont peu nombreux et ne font sentir leurs effets que sur les montagnes environnant Saint-Sauveur.

XIII. — La température n'est jamais très-élevée et, aux jours les plus chauds, n'a jamais dépassé 27 à 28 degrés centigrades.

XIV. — Vers la fin de la saison thermale, la différence qui existe entre la température minima et la température maxima est assez prononcée parfois pour que le malade se prémunisse contre sa fâcheuse influence.

XV. — La vapeur d'eau contenue dans l'atmosphère est toujours en notable quantité et ne présente que d'assez faibles oscillations.

XVI. — Les variations barométriques diurnes sont peu sensibles; les écarts que déterminent dans le niveau de la colonne barométrique les influences météorologiques ont été de 1 centimètre à 1 centimètre 5.

XVII. — La quantité d'ozone que renferme l'air est considérable à Saint-Sauveur. Elle paraît augmenter sous l'influence de la pluie et des vents sud ou sud-ouest.

XVIII. — La vallée de Saint-Sauveur est constituée par une des bifurcations de la vallée de Luz.

XIX. — Saint-Sauveur s'est notablement accru dans les derniers temps; il possède deux établissements thermaux : l'établissement communal et un établissement particulier, la Hontalade.

XX. — Outre les sources thermales qui alimentent ces établissements, Saint-Sauveur possède d'autres sources thermales et athermales, sulfurées sodiques (Dufau, Bué), sulfurées calciques et ferrugineuses (Viscos, Saligos, Conques et Visos), qu'on utilise pour le traitement des malades.

XXI. — Il y a à Saint-Sauveur trois hôtels considérables, un bureau de poste, un bureau télégraphique, un

parc spacieux, une église due à la munificence de
l'Empereur.

XXII. — Il est de toute nécessité que les malades qui
viennent faire une cure aux eaux de Saint-Sauveur s'astreignent servilement, s'ils ne veulent
s'exposer aux plus grands dangers, aux règles
médicales qui ont trait aux bains, aux douches,
aux boissons, aux promenades et à l'alimentation.

XXIII. — Il est certaines conditions de santé qui empêchent parfois les malades de bénéficier de l'usage
des eaux de Saint-Sauveur.

XXIV. — Comme la plupart des eaux minérales, les eaux
de Saint-Sauveur déterminent, souvent au début
de la cure, l'apparition d'accidents fébriles qu'on
désigne sous le nom de fièvre thermale, et, vers la
fin, celle d'accidents analogues, qui constituent la
fièvre de saturation.

XXV. — Le traitement thermal à Saint-Sauveur ne s'accompagne jamais de poussée.

XXVI. — Outre les troubles généraux, l'usage des eaux
de Saint-Sauveur provoque encore divers troubles
locaux, dus à l'action élective de ces eaux vers
certains organes.

XXVII. — Dans la même année on ne fait habituellement
qu'une cure à Saint-Sauveur; mais il est des conditions qui permettent d'en faire une seconde.
Il est rare que, pour cette deuxième cure, il n'y
ait pas quelques modifications à apporter dans la
durée des bains, la forme des douches, etc.

XXVIII. — C'est en vertu d'une action toute spécifique
que les eaux de Saint-Sauveur me semblent si

utilement employées contre les manifestations de
la diathèse herpétique.

XXIX. — Ce n'est qu'en raison de leurs propriétés générales , toniques et reconstituantes, qu'elles me
paraissent agir contre les diathèses arthritique,
scrofuleuse et syphilitique.

XXX. — C'est à leur action élective vers l'utérus, la
vessie, le larynx, le pharynx, l'estomac......
qu'elles doivent de guérir les affections chroniques non diathésiques dont ces organes peuvent
être atteints.

XXXI. — La saison thermale est courte à Saint-Sauveur;
elle ne commence guère avant le 1er juillet et
finit dans la première quinzaine de septembre.

TABLE DES MATIÈRES

Évreux, A. HÉRISSEY, imp. — 165.

DU MÊME AUTEUR

De l'altération de la vision dans la néphrite albu-
mineuse. (Maladie de Bright.) 1858.

De la cataracte diabétique. 1861.

De l'amblyopie diabétique. 1861.

Du strabisme convergent et du strabisme divergent,
au point de vue médical et chirurgical. 1864.

Des principales eaux minérales d'Angleterre. 1864.

Du service médical dans les hôpitaux anglais. 1864.

Evreux, A. Hérissey, imp.